顯化心願的
寶石魔法

康寧罕大師用水晶、礦石、金屬的魔法力量
讓你達到目標，體驗美好的轉變

SCOTT CUNNINGHAM
史考特．康寧罕——著
舒靈——譯

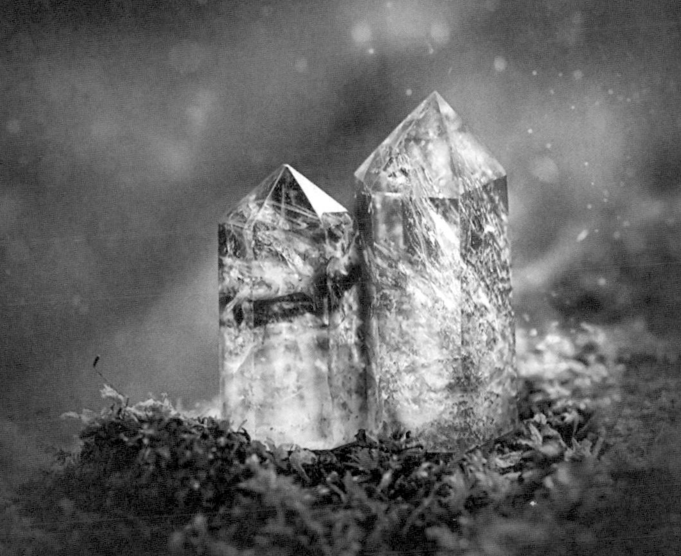

CUNNINGHAM'S
ENCYCLOPEDIA OF
CRYSTAL, GEM & METAL MAGIC

★ 關於作者 ★

史考特・康寧罕從事元素魔法二十多年，撰寫小說類和非小說類的著作超過三十多本。康寧罕於一九九三年三月二十八日逝世，至今他的書籍在新時代領域仍具有相當大的影響力，並獲得高度的推崇。

著作

The Complete Book of Incense, Oils & Brews
Cunningham's Encyclopedia of Magical Herbs
Dreaming the Divine
Earth, Air, Fire & Water
Earth Power
Hawaiian Magic & Spirituality
Living Wicca
Magical Aromatherapy
Magical Herbalism
The Magical Household (with David Harrington)
Spell Crafts (with David Harrington)
The Truth About Herb Magic
The Truth About Witchcraft Today
Wicca

傳記

Whispers of the Moon
(written by David Harrington and deTraci Regula)

影片

Herb Magic

在此特別感謝「里程碑寶石店」的梅根・麥瑞斯。為新版本提供魔法寶石和金屬的彩色圖片。想了解更多關於她的寶石，請看下方的聯絡資訊。

Milestones

Megan Myrice

1062 G Street, Suite A

Arcata, CA 95521

(707) 825-9194

http://www.milestones4u.com

e-mail: mhm4@axe.humboldt.edu

寶石是來自大地的禮物，是天神、女神、上帝和命運等宇宙力量所顯化的產物，這些力量創造過去的一切、現在的一切和未來可能出現的一切。

躺在海邊和河岸上被水沖刷過的小石子裡，有什麼祕密呢？你手中的石子和脖子上掛的寶石裡面，隱藏著什麼樣的能量脈動？你散步時雙腳踏過的那些石頭，能否將愛情吸引到你的生活中？還是，可以幫你理財嗎？

請自己去找尋答案吧！

我們所有人都能利用礦石內的力量，有智慧的使用大地的寶藏，它們會賜福於你，讓你得到你真正需要的一切。

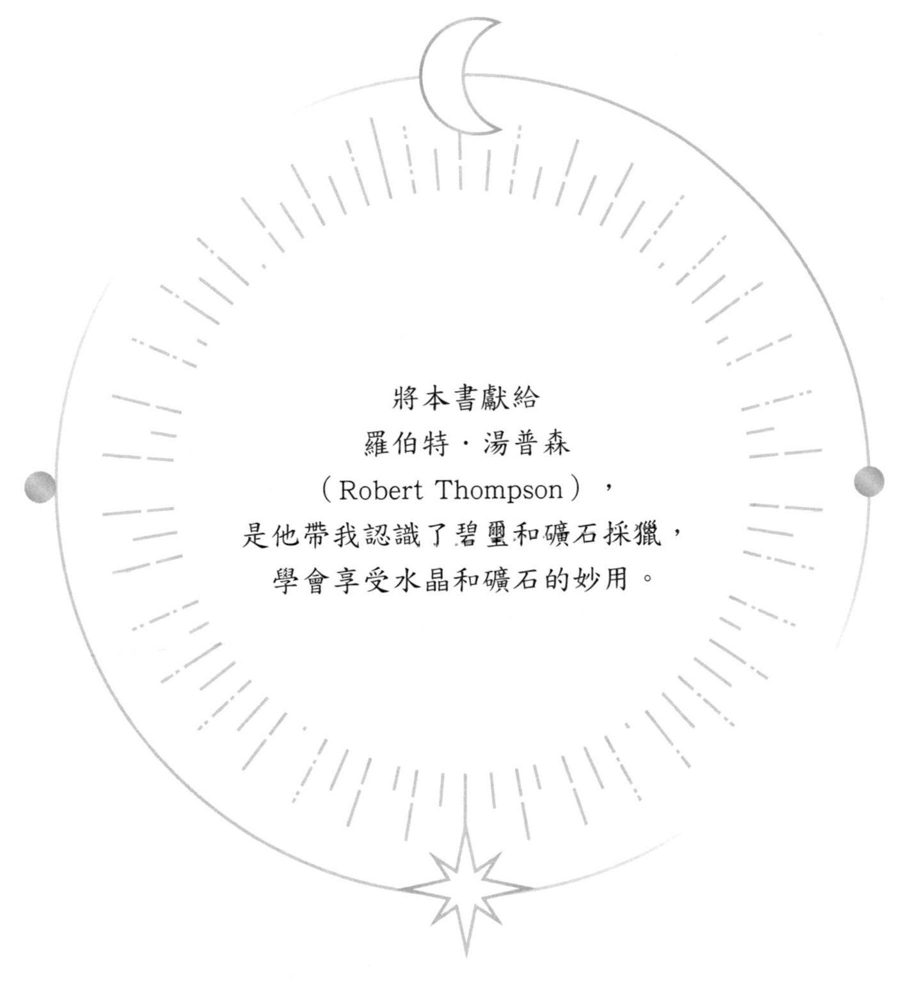

將本書獻給
羅伯特・湯普森
（Robert Thompson），
是他帶我認識了碧璽和礦石採獵，
學會享受水晶和礦石的妙用。

★ 目錄 CONTENTS ★

Part 2
魔法和傳說

Part 3 金屬魔法

Part 4 補充資料

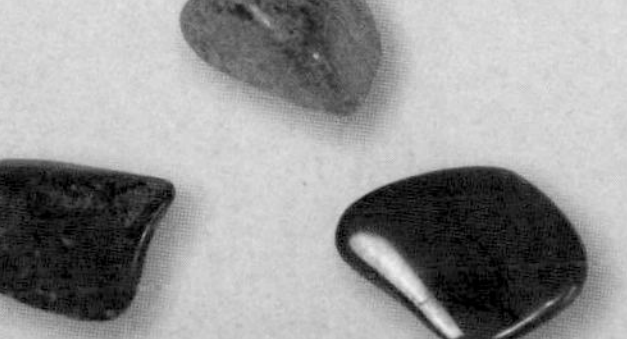

★ 簡介 ★

從最古老的史前時代到現今的工業時代，我們在寶石中發現了美麗、法力與神祕。就像藥草具有能量，水晶、礦石和金屬也含有能量，如紫水晶帶來安詳，白水晶帶來力量，銀色適合通靈。我們可以藉它們的力量，來改變自己和我們的人生。

自古以來，就已經存在寶石魔法。它的起源來自古老人類感應到「礦石會儲存周圍的某種能量或法力」。這些礦石很可能被當成護身符使用，戴在身上用來「擋災消難」或「驅邪除魔」。後來他們把礦石當成神祉般敬拜，當成供品獻祭，或埋在地底祈福和祈求土地肥沃多產。礦石的使用跟宗教、儀式和魔法一直有密切的關係。時至今日，寶石魔法已被億萬人遺忘了；因為工業革命和兩次毀滅性的大戰，摧毀了無數村民與世隔絕的生活，包括那些長久以來，一直將古代魔法代代相傳的村民。

現今，對寶石魔法和金屬魔法價值的全新覺醒，席捲了我們，這種突來的興趣真的是史上絕無僅有，而且就像越來越多人將藥草運用在魔法上一樣，這是人們覺得電子微晶片的生活，已經無法令人滿足的另一種表現形式，人們覺得好像缺少了什麼東西——「魔法」。

在我進入巫術（Shamanism）和魔法的二十多年旅程中，逐漸了解並相信在某個時代，人們的生活曾經在各個層面都受到魔法的管轄。過去這幾千年來，我們遺失了這類大部分的智慧，只留下一些引人深思的零星片段知識。

對魔法沒興趣的人，可能會認為配戴誕生石能帶來好運、也聽說過珍珠會為新娘帶來淚水、希望之鑽受到了詛咒。他們可能不知道為什麼會對這些東西有這種想法，但他們就是這麼想的。如果我們回顧過去，回到一個對寶石和金屬的神祕功能毫不質疑的時代，就會找到答案。就像顏色一樣，礦石、植物和其他天然物品都是魔法工具，可以利用它們來產生所需的改變。「轉變」就是魔法的本質，礦石和寶石能幫我們達成目標，會借給我們力量，為我們自身的能量，提供聚焦的中心點。

經過無數世紀的宗教機構和令人麻木的唯物主義壓迫，有很多人逐漸覺醒，發現我們跟大地越來越疏遠的事實。現在有些高階主管會把光彩奪目的寶石拋到黑絲絨布上，研究它們隨機落下的圖案，以求獲得一些解讀未來的註解；祕書們會把月光石和藍銅礦，放在兩眉之間來加強通靈覺知；學生們配戴白水晶來改善念書的習慣。這些古老的方式再次被許多有心運用寶石的人接納。

寶石和金屬是我們用來解開人類潛力的鑰匙，它們能擴展我們的意識、改善我們的生活、紓解我們的壓力，而且能將療癒的能量注入我們的夢境中。懷疑論者說「那是因為我們的心智在起作用」；魔法師說「沒錯，這是其中一部分原因」。這個力量也存在於礦石中；在我們使用這些寶藏的儀式中；在我們跟大地的聯繫中。

寶石魔法能產生作用，而且也很有效，大家只需要知道這點，願意去嘗試它就夠了。使用魔法時，我們並沒有背離科技，也不是要放棄現代的電力和其他對生活有益的東西。而是要使用這種古老的魔法來改善忙碌的生活，讓我們能更深入了解並控制自己的生活。這樣能讓我們接通那個創造了寶石的力量，接通我們人類、地球和宇宙本源的力量，從而為我們日常枯燥乏味的人生增添那缺失的材料。

當一顆躺在乾枯河床上的石子呼喚你撿起它時；當一塊微光閃閃的水晶似乎在拉你的手時；當一塊鑲在戒指上雕琢過的珠寶吸引了你的想像力時；你便能感覺到礦石的古老力量。

「寶石魔法」已在等待，其餘的就看你怎麼選擇了。

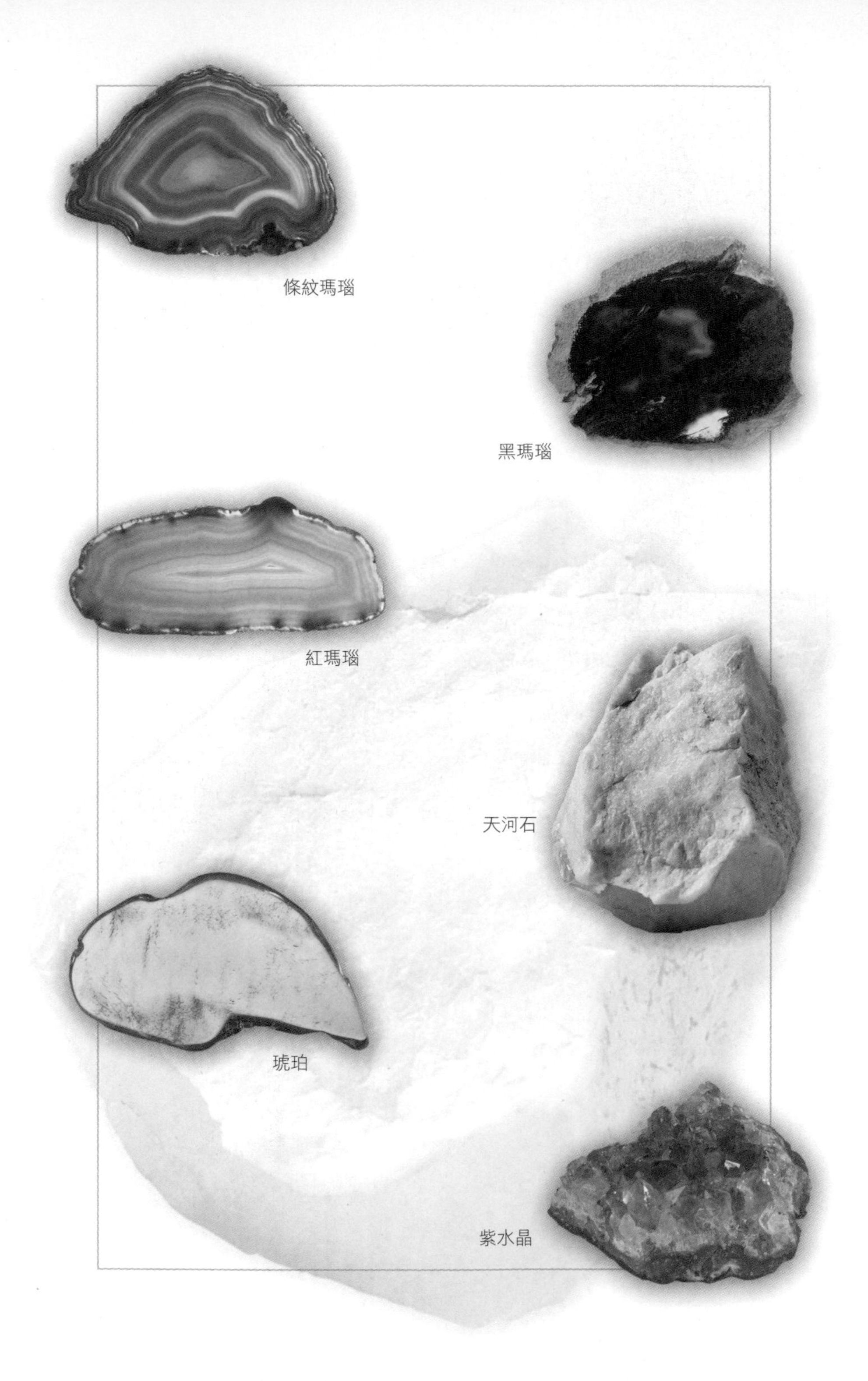
條紋瑪瑙
黑瑪瑙
紅瑪瑙
天河石
琥珀
紫水晶

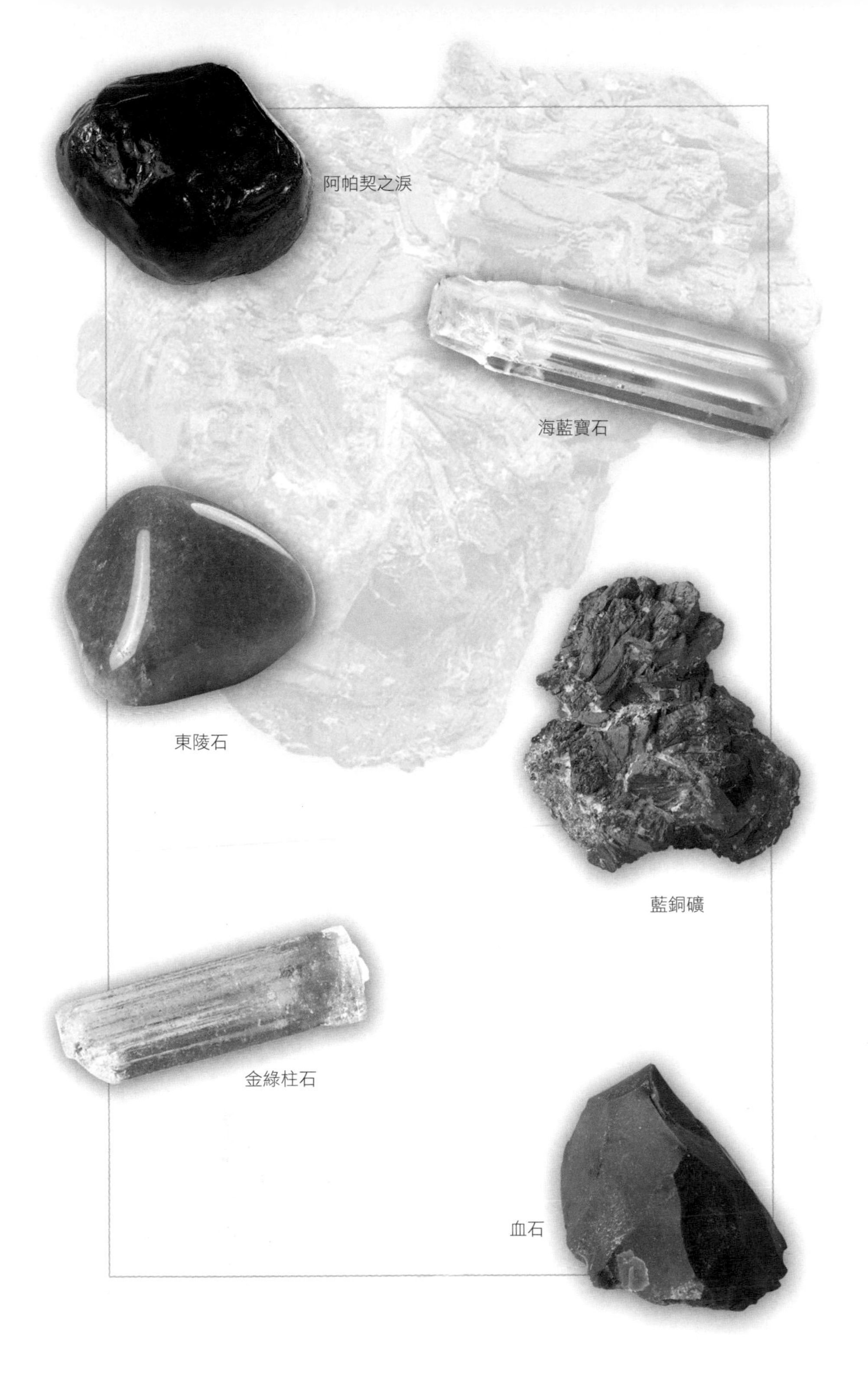
阿帕契之淚
海藍寶石
東陵石
藍銅礦
金綠柱石
血石

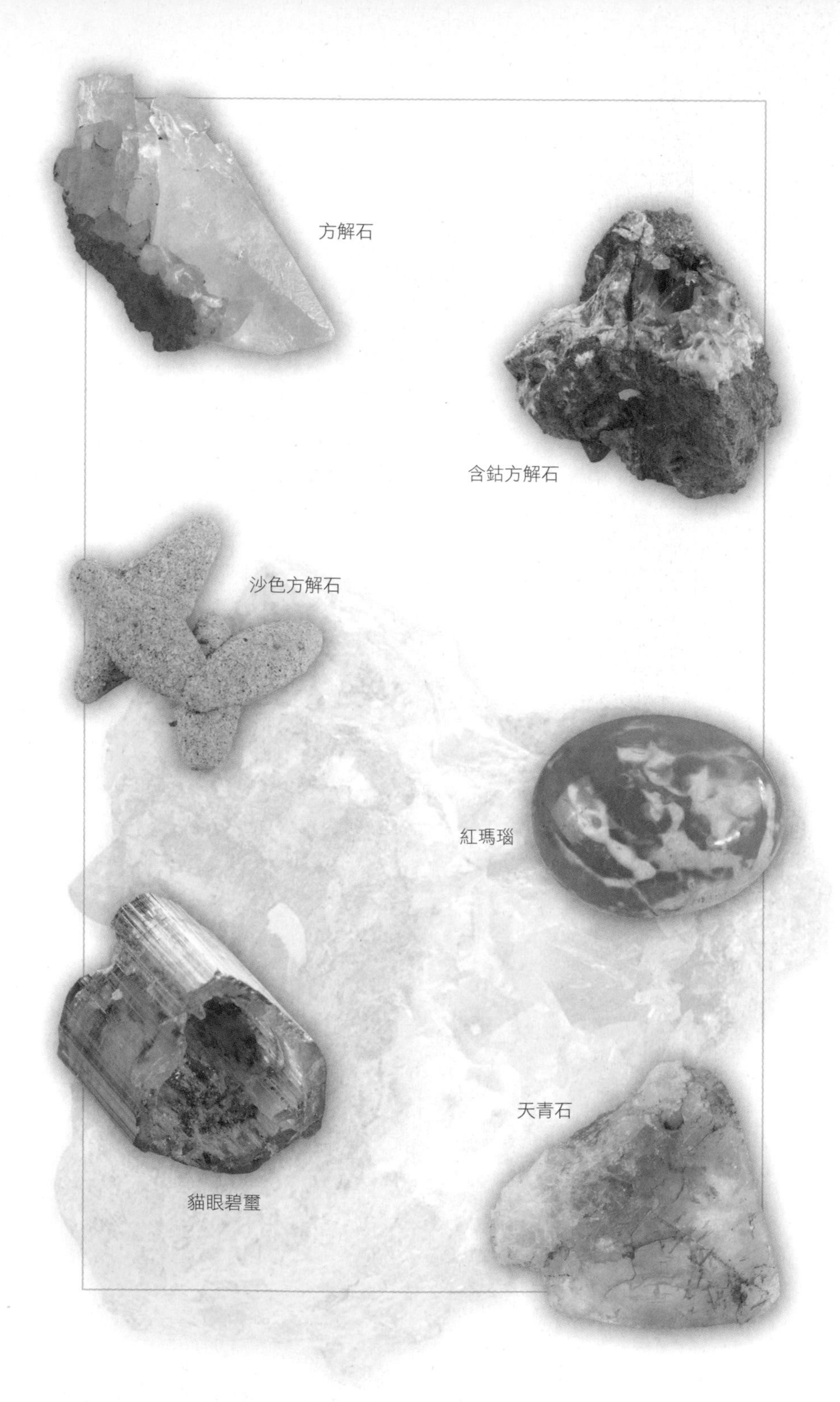
方解石
含鈷方解石
沙色方解石
紅瑪瑙
貓眼碧璽
天青石

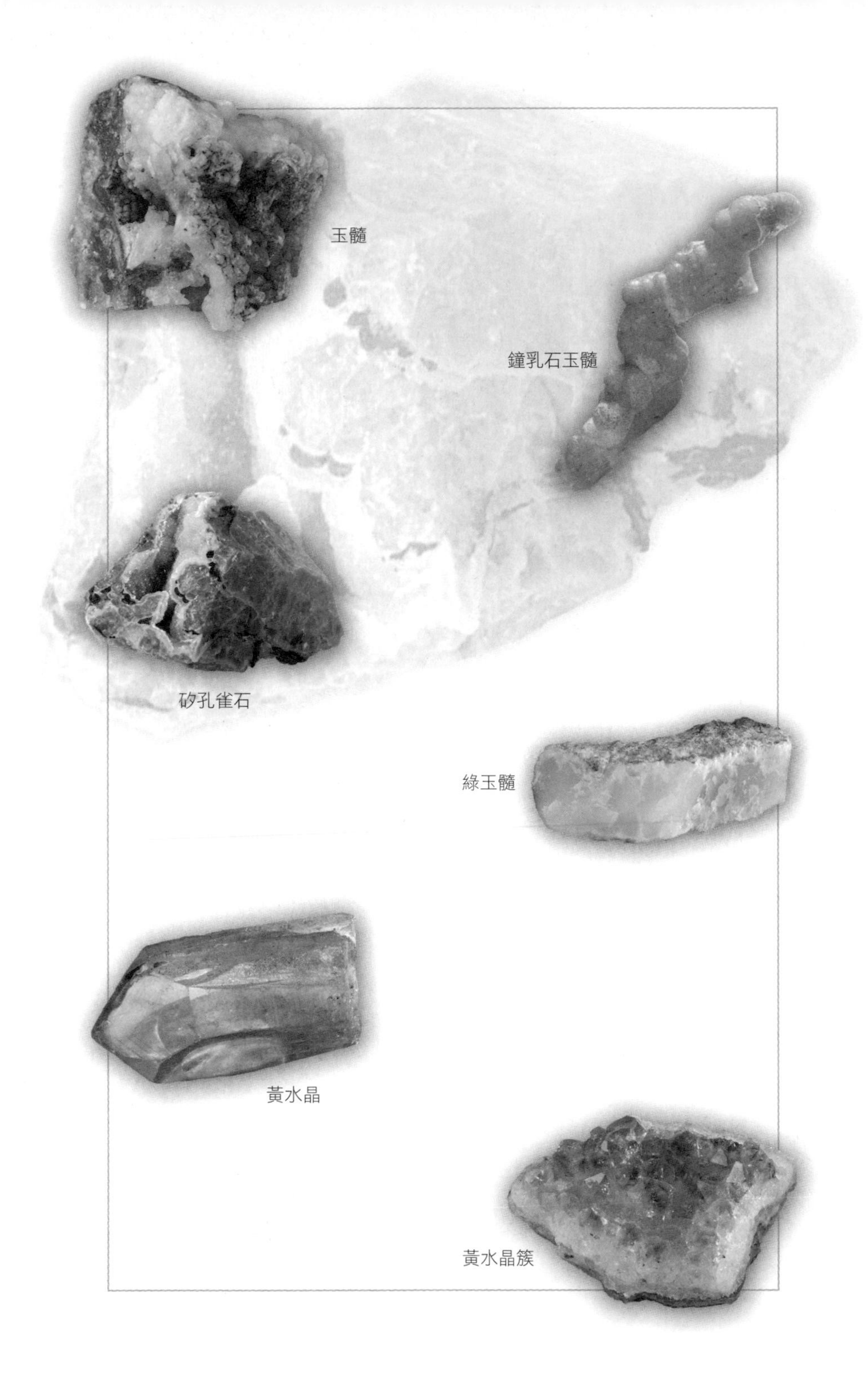
玉髓
鐘乳石玉髓
矽孔雀石
綠玉髓
黃水晶
黃水晶簇

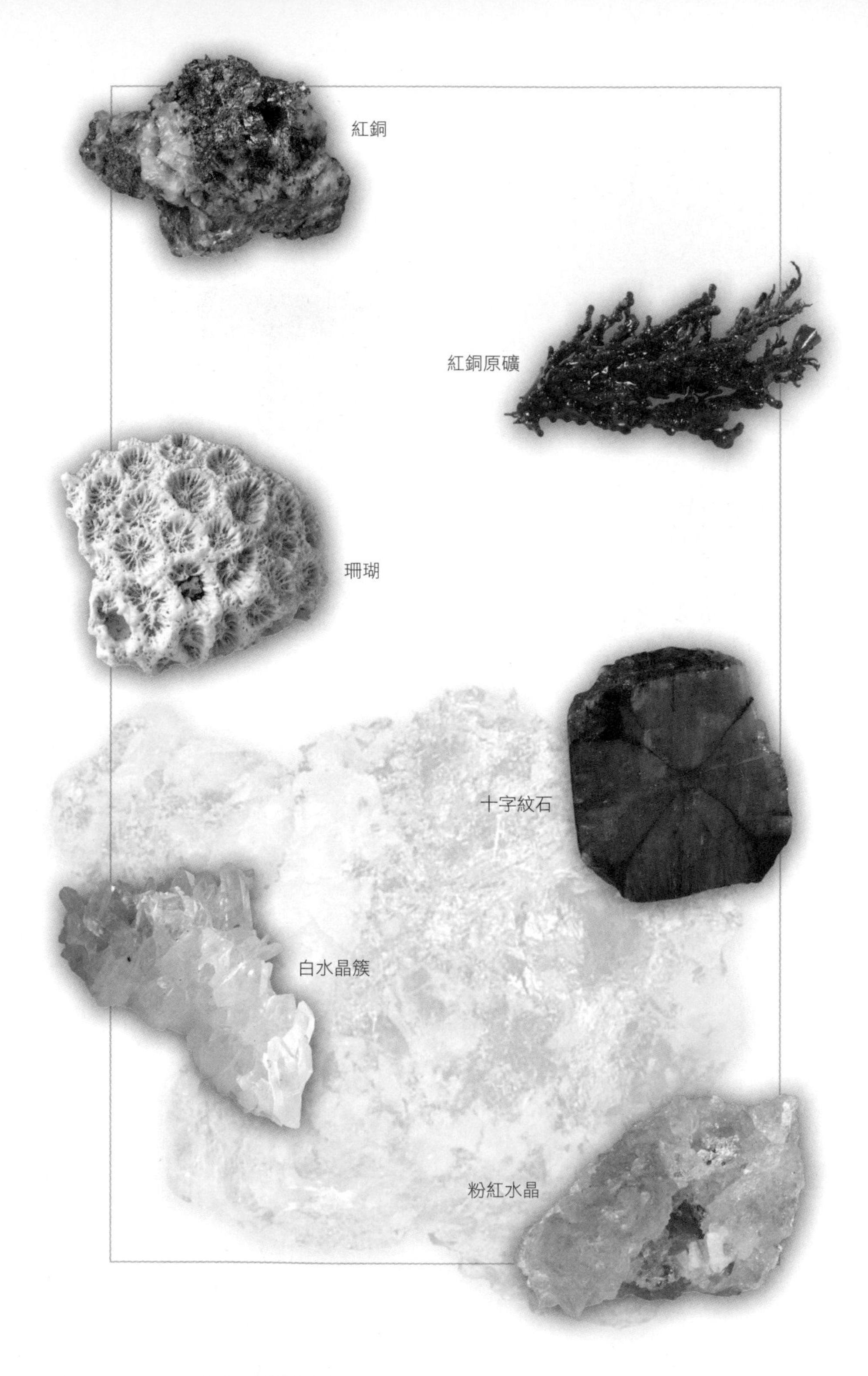
紅銅
紅銅原礦
珊瑚
十字紋石
白水晶簇
粉紅水晶

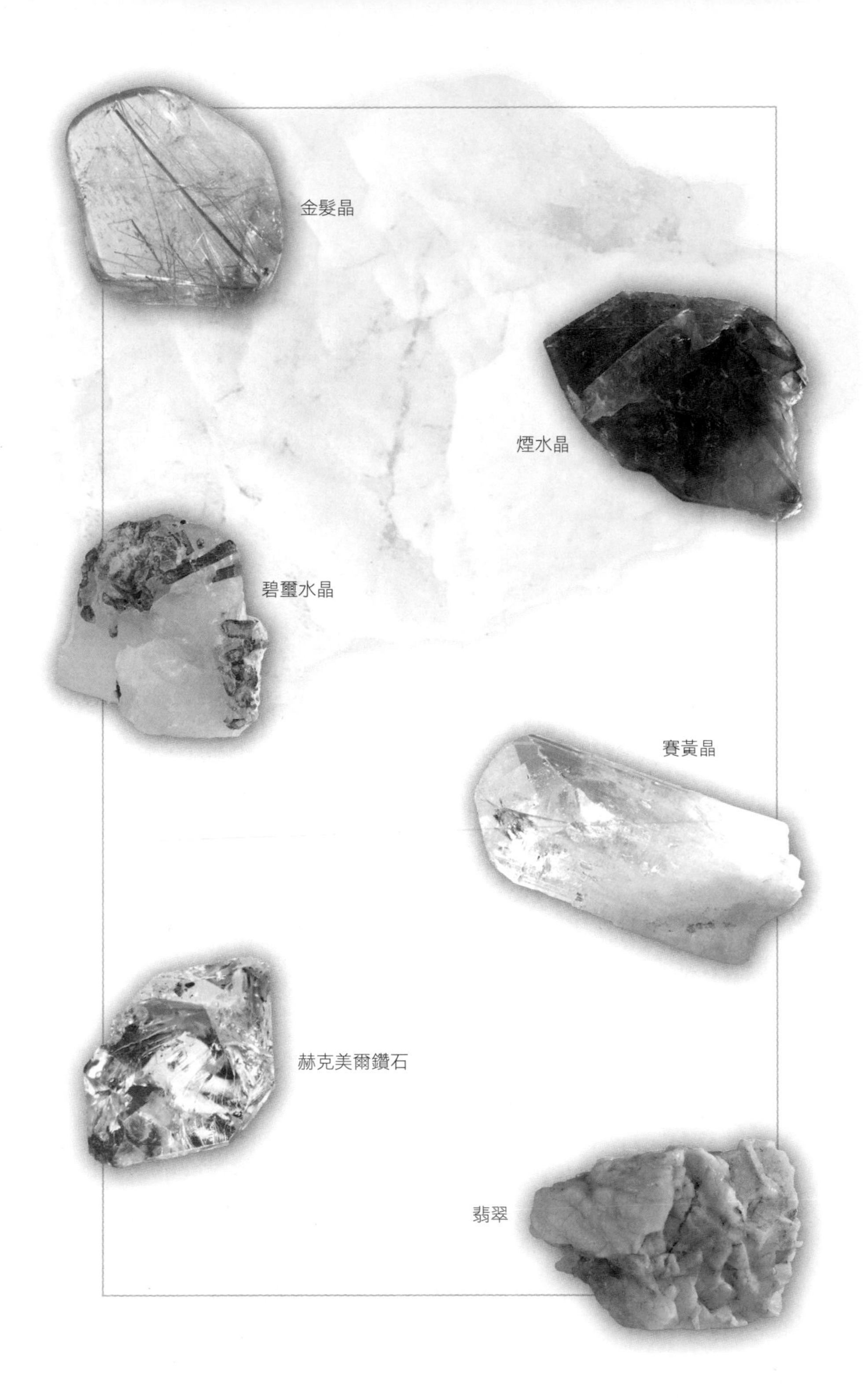
金髮晶
煙水晶
碧璽水晶
賽黃晶
赫克美爾鑽石
翡翠

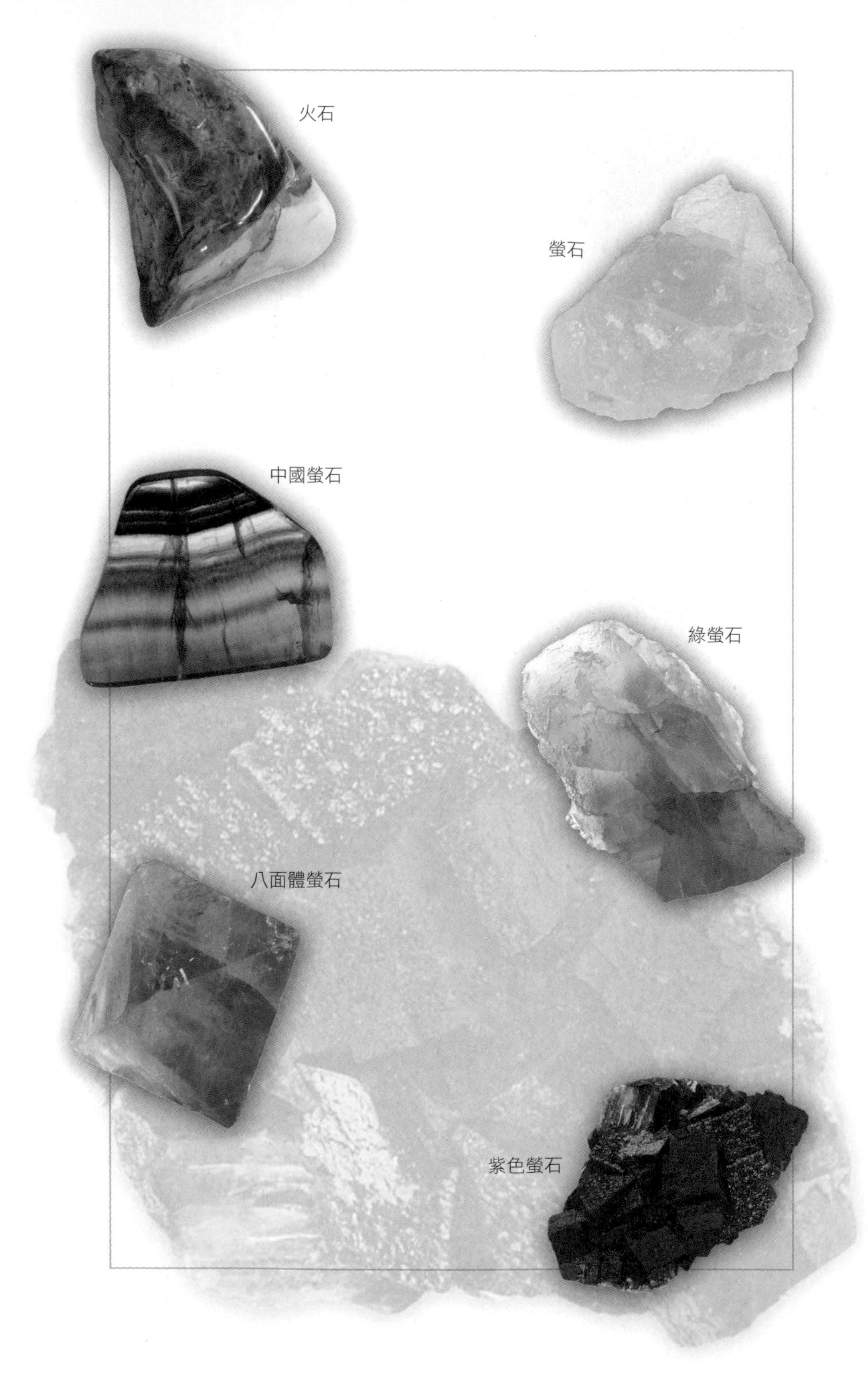
火石
螢石
中國螢石
綠螢石
八面體螢石
紫色螢石

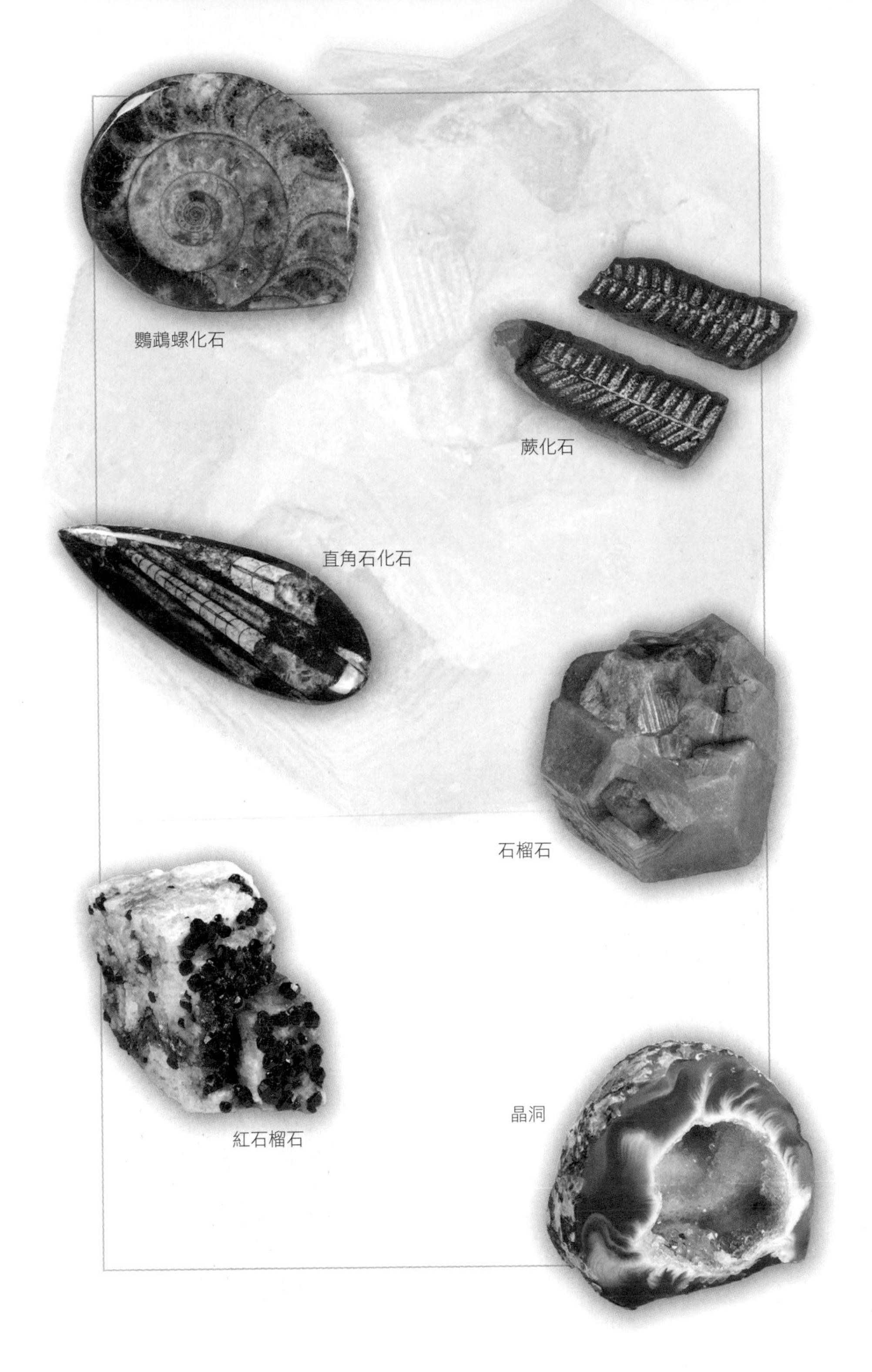

鸚鵡螺化石

蕨化石

直角石化石

石榴石

紅石榴石

晶洞

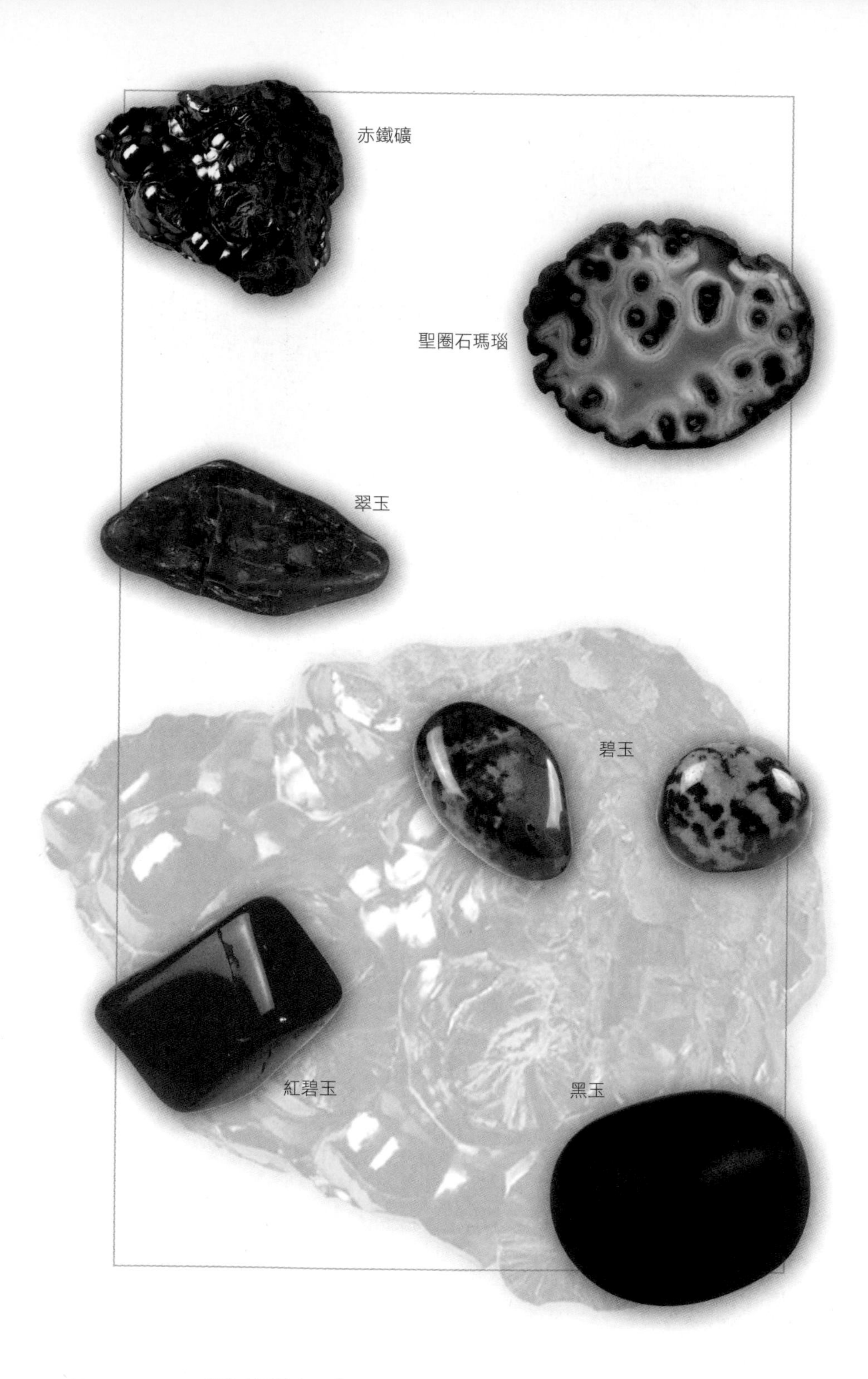
赤鐵礦
聖圈石瑪瑙
翠玉
碧玉
紅碧玉
黑玉

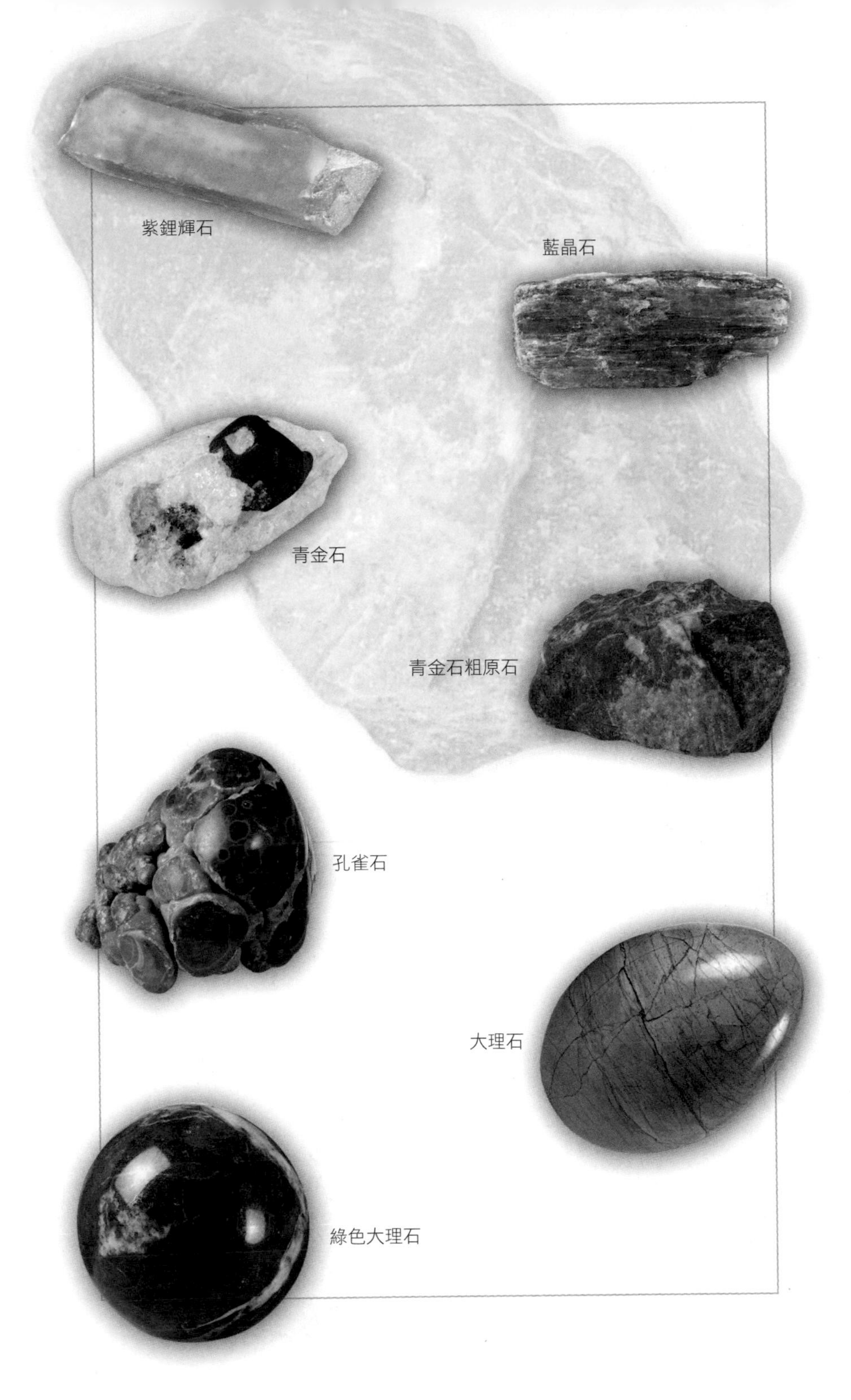
紫鋰輝石
藍晶石
青金石
青金石粗原石
孔雀石
大理石
綠色大理石

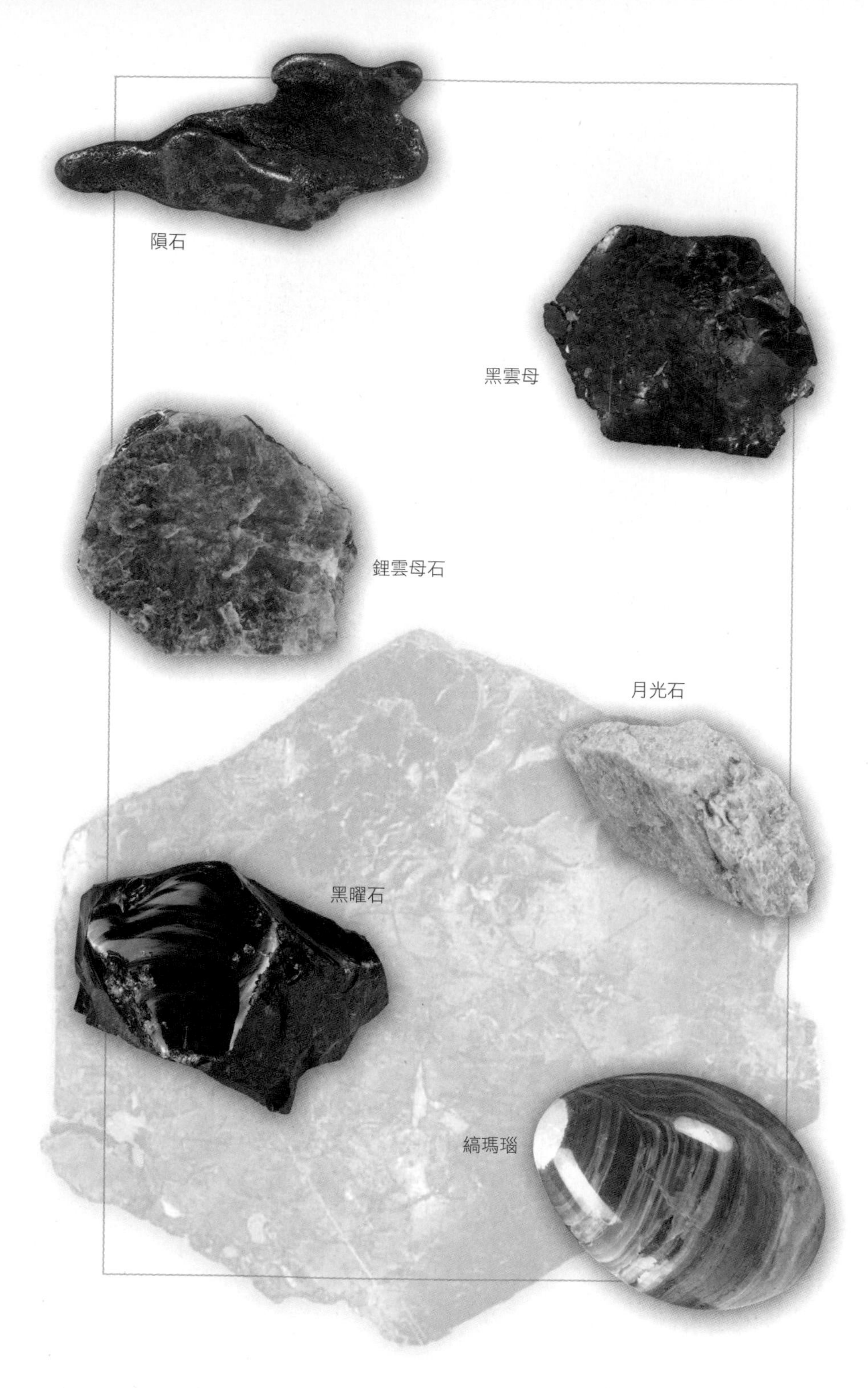
隕石
黑雲母
鋰雲母石
月光石
黑曜石
縞瑪瑙

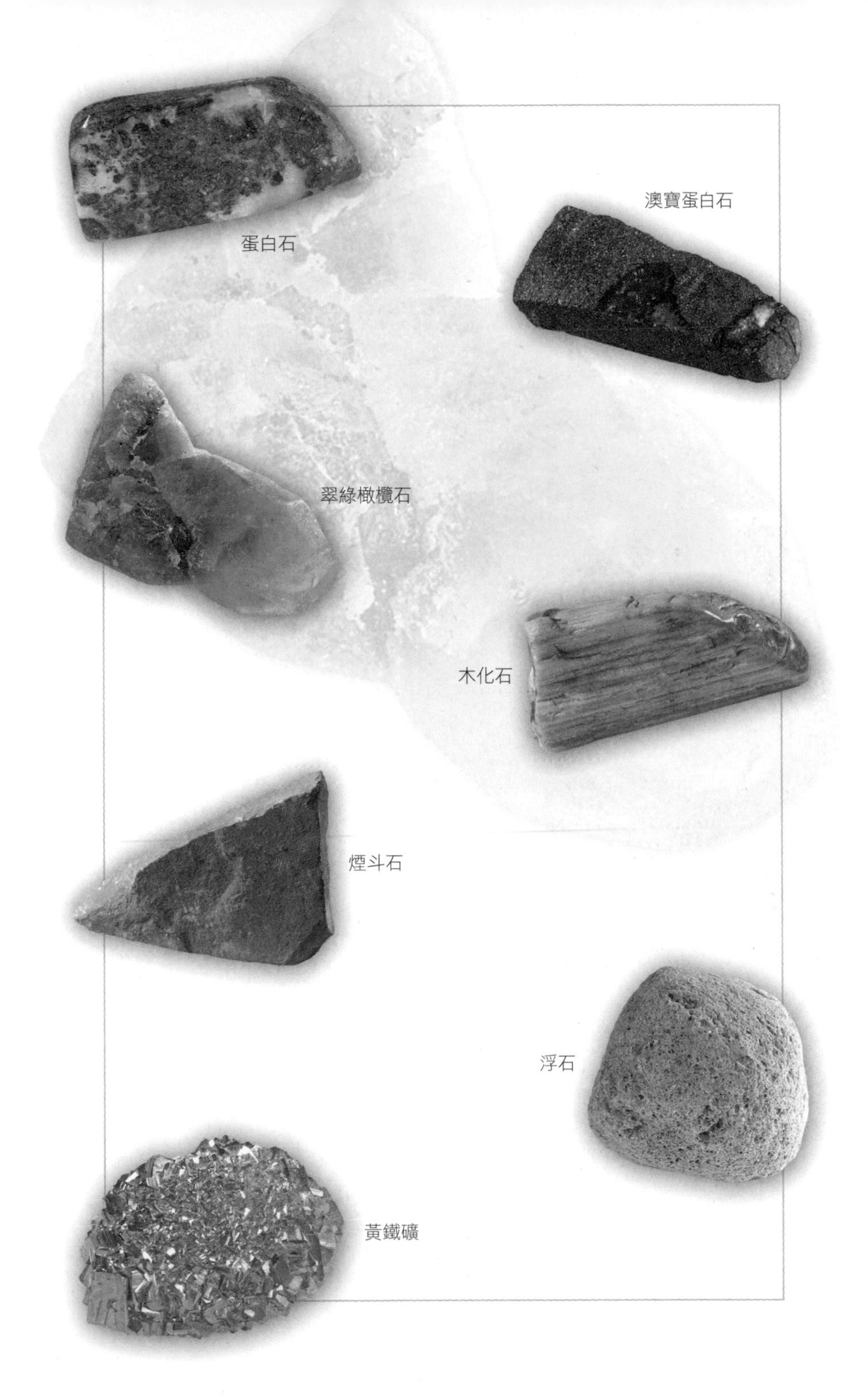
蛋白石
澳寶蛋白石
翠綠橄欖石
木化石
煙斗石
浮石
黃鐵礦

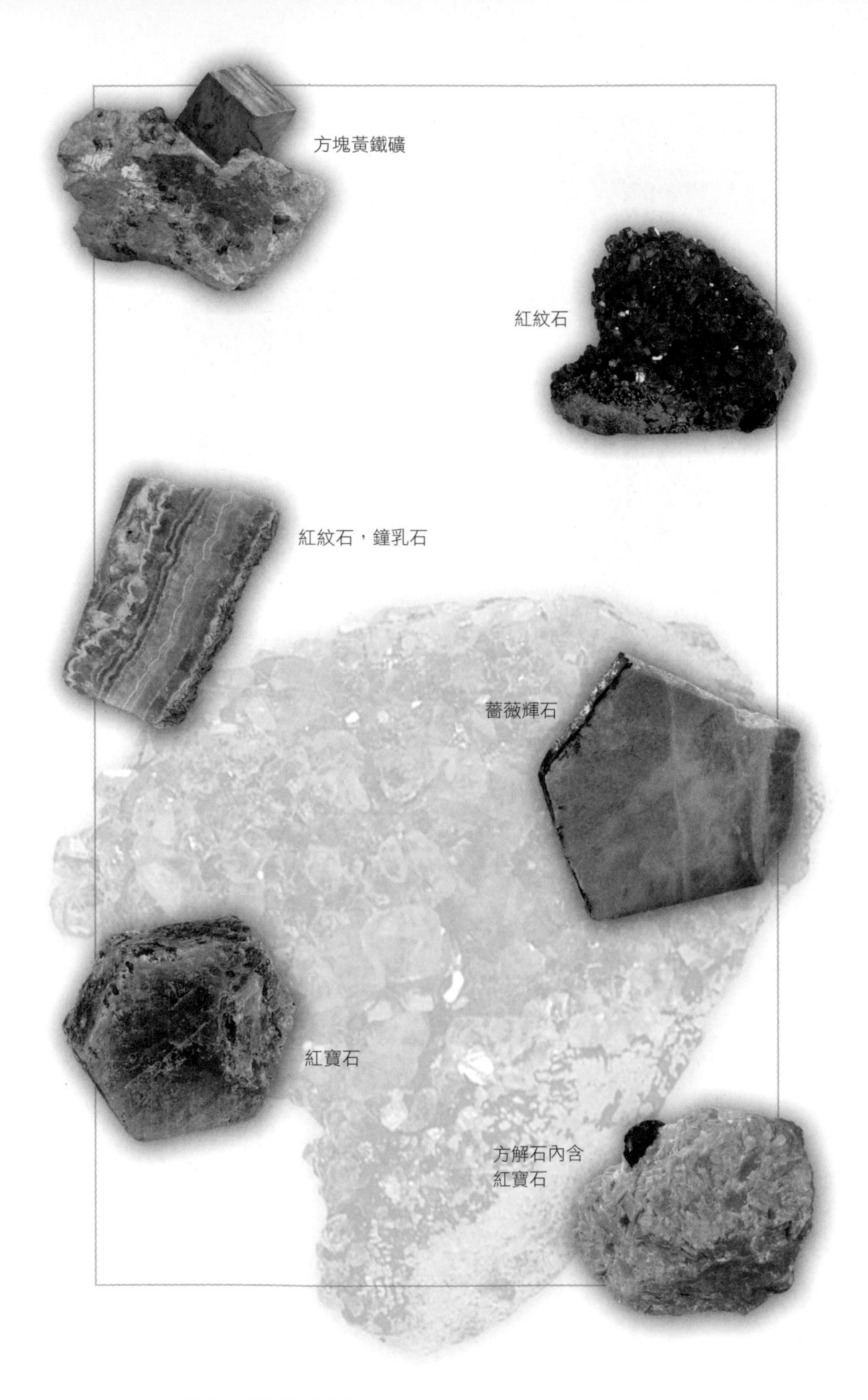
方塊黃鐵礦
紅紋石
紅紋石，鐘乳石
薔薇輝石
紅寶石
方解石內含
紅寶石

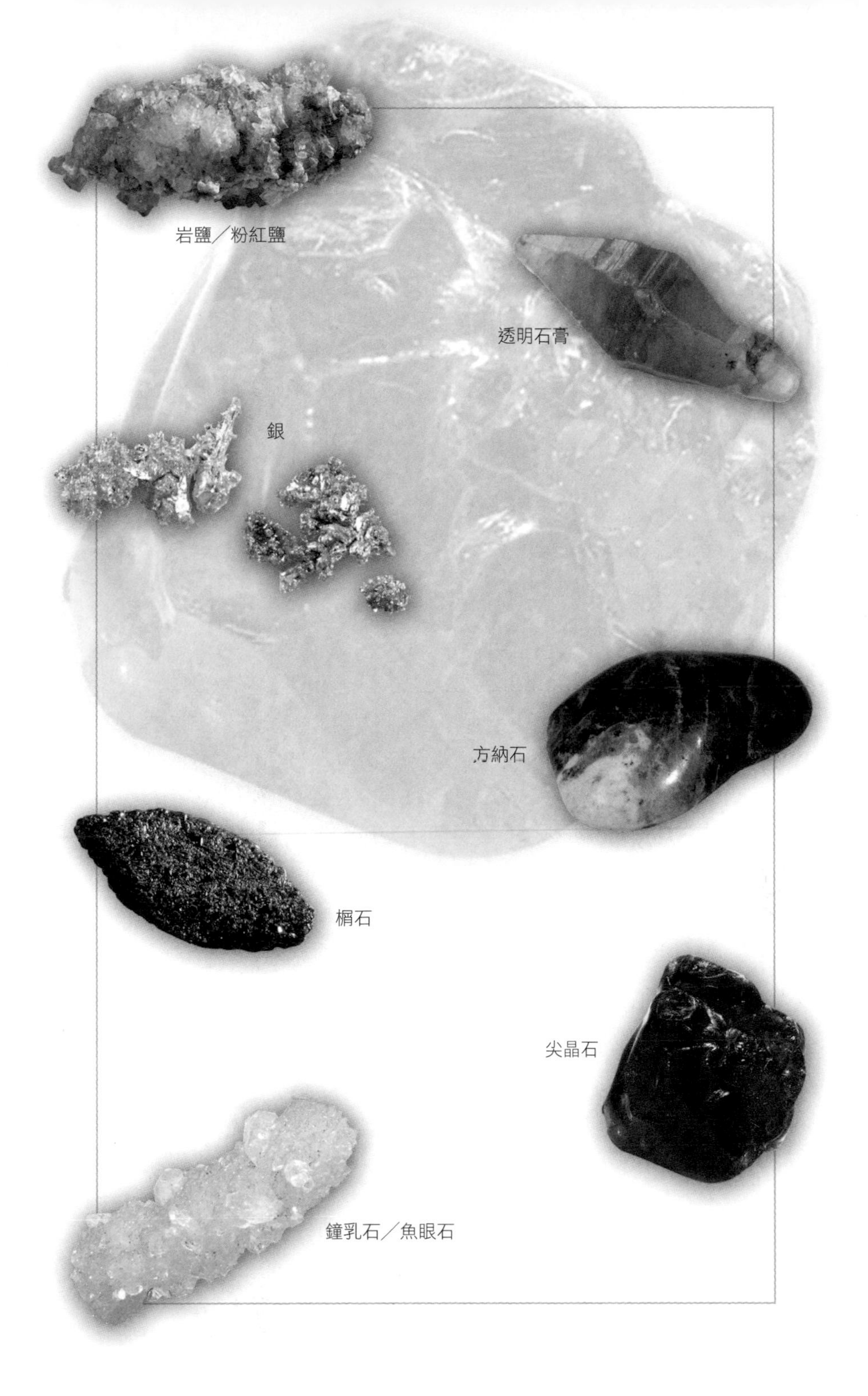
岩鹽／粉紅鹽
透明石膏
銀
方納石
榍石
尖晶石
鐘乳石／魚眼石

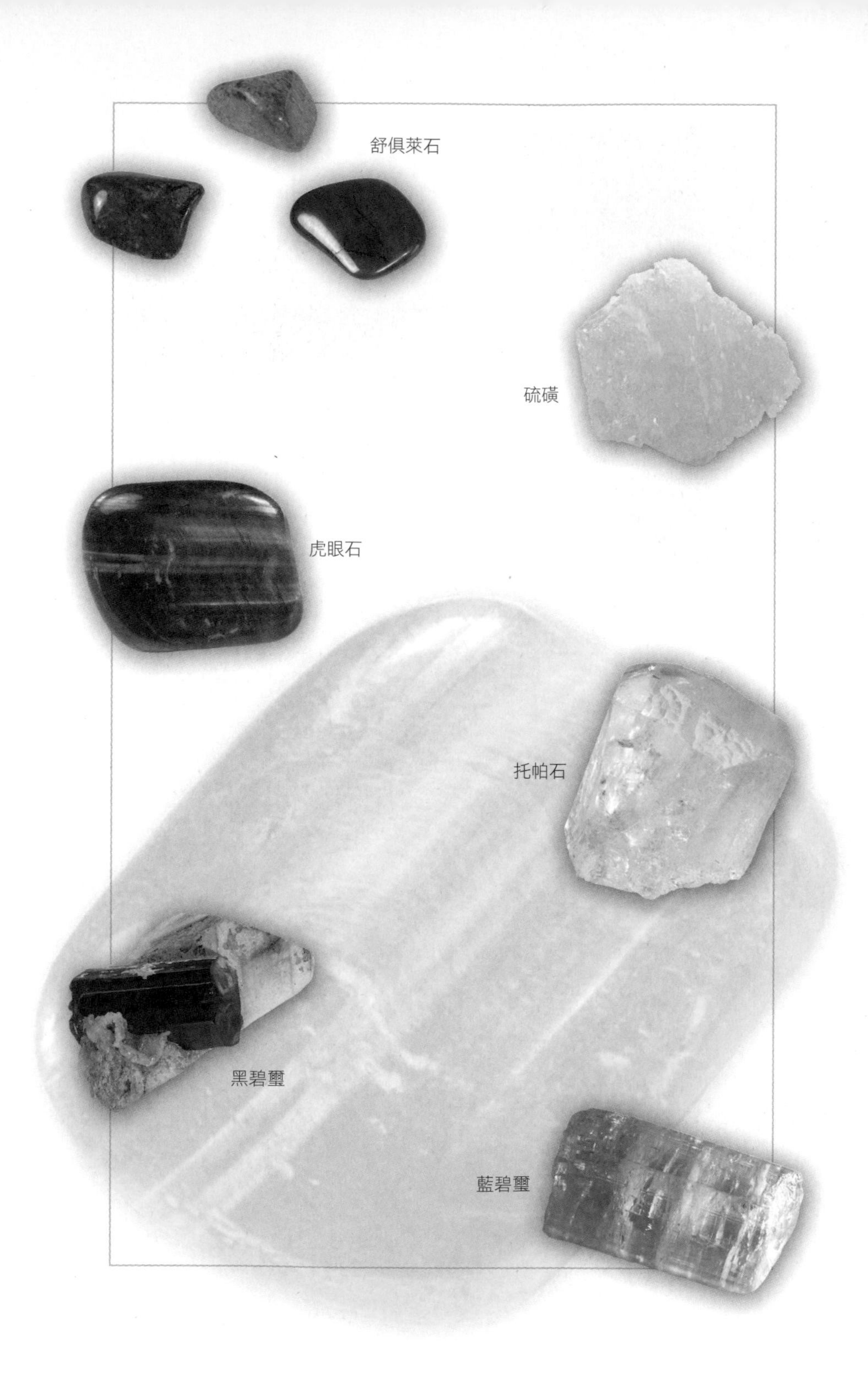
舒俱萊石
硫磺
虎眼石
托帕石
黑碧璽
藍碧璽

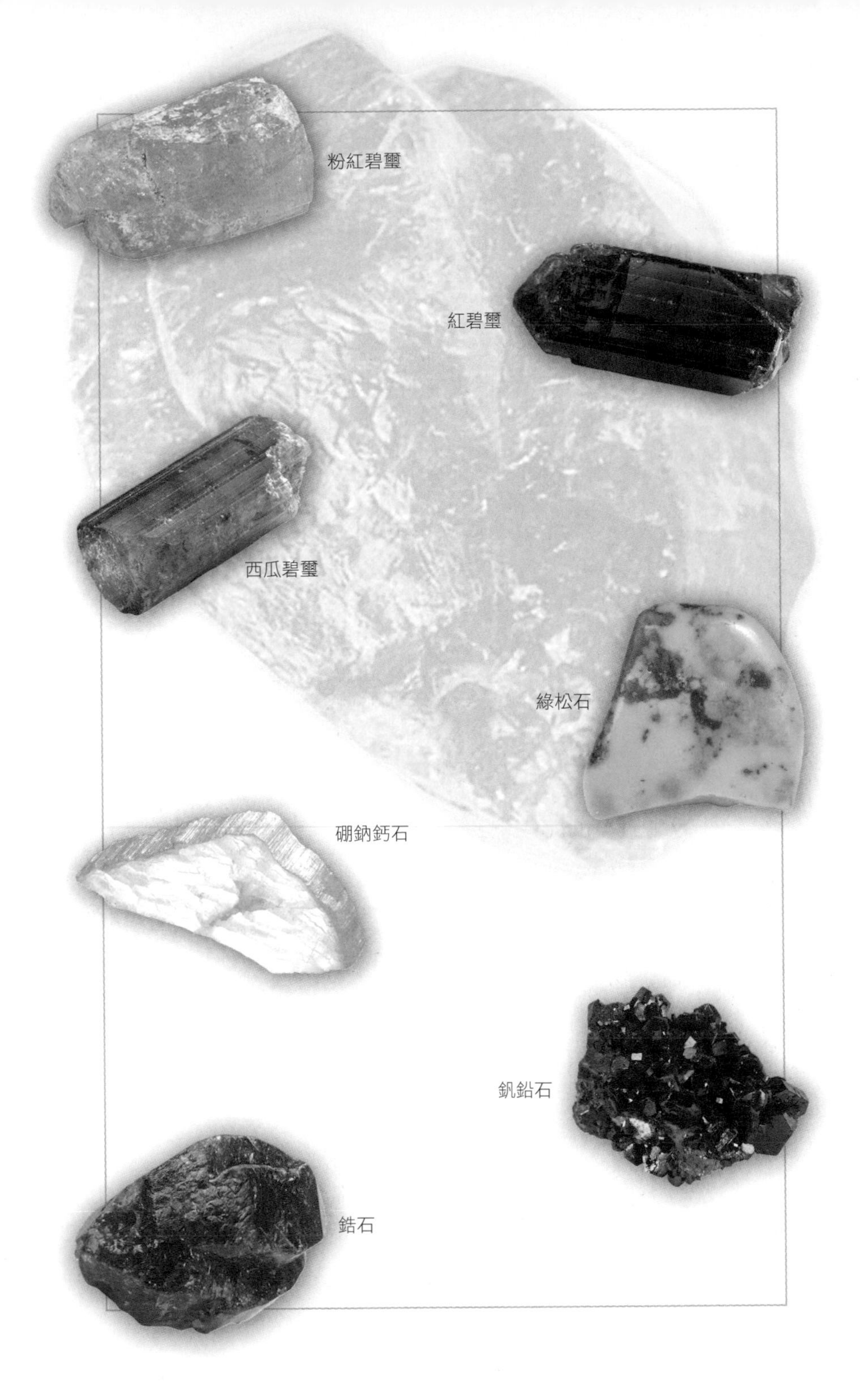
粉紅碧璽
紅碧璽
西瓜碧璽
綠松石
硼鈉鈣石
釩鉛石
鋯石

PART 1

準備開始施展魔法

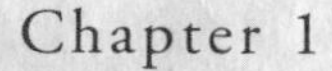

Chapter 1

礦石的力量

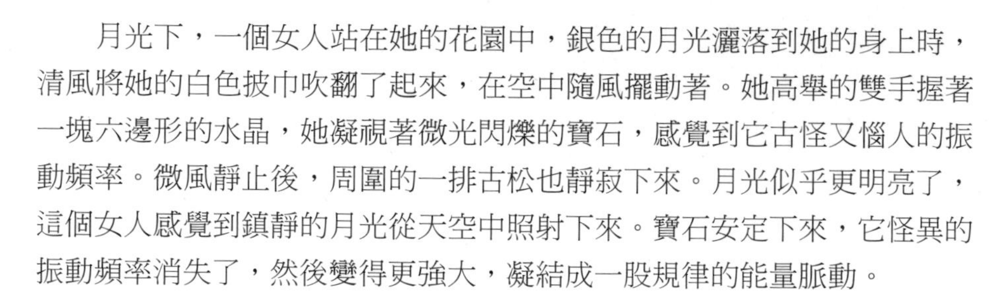

月光下，一個女人站在她的花園中，銀色的月光灑落到她的身上時，清風將她的白色披巾吹翻了起來，在空中隨風擺動著。她高舉的雙手握著一塊六邊形的水晶，她凝視著微光閃爍的寶石，感覺到它古怪又惱人的振動頻率。微風靜止後，周圍的一排古松也靜寂下來。月光似乎更明亮了，這個女人感覺到鎮靜的月光從天空中照射下來。寶石安定下來，它怪異的振動頻率消失了，然後變得更強大，凝結成一股規律的能量脈動。

當這個女人將寶石舉得更高一些時，寶石的力量往下流進她的雙臂中，宛如一股舒適的電流般流竄她的全身。她變得活力充沛，充滿力量。經過一段很長的時間後，她將寶石放低，本能的將寶石觸碰她的額頭。

她的工作已經完成，這塊水晶獲得了淨化，可以用在魔法上了。

有些寶石可能埋在地底深處，有些可能暴露在陽光和星光下。有些寶石黯淡無光，有些色彩繽紛，有些精細，有些粗糙。藍色、綠色、紅色，甚至連彩虹都不敢展現的顏色，在這些寶石中都很常見：產量豐富的瑪瑙和昂貴的翡翠；透明的三色碧璽和不透明的大理石；高貴的舒俱萊石和潔淨透明的白水晶等。

寶石是來自大地的禮物，是天神、女神、上帝和命運等宇宙力量所顯化的產物，這些力量創造過去的一切、現在的一切和未來可能出現的一切。

地球是廣大能量網的一小部分，不過，被這個能量網創造出來後，我們的星球就擁有了它自己的振動頻率。有些能量和顯化的力量逐漸變成讓我們受益的有形物質。礦石是魔法電池，裡面包含了濃縮的地球能量。有些人認為，很多礦石在象徵意義上，受到行星和太陽星系發光體的影響。有些寶石長久以來，被認為跟遙遠的星辰有關。

從古早時代起，魔法和礦石就息息相關。被大自然的風雨雕刻成動物形狀的礦石，一直被當成某種象徵物，而且自古以來就成為儀式的焦點。過去一萬年來，閃亮的寶石，被人們當作消災驅邪的護身符戴在身上。長久以來，稀有的、形狀怪異的寶石，或是顯現有電能或磁能屬性的寶石，一直被當成魔法工具使用。

在最古早的時代，有些礦石被雕刻成某種形象，它們本身似乎就擁有適合宗教或魔法的屬性，而且也能充當建築用的材料。有些用礦石雕製成的工具能切割穀物、裁製衣服、拔除刺人的東西和做外科手術。石製的武器，能保護人也能結束人的生命。在防火隔熱的容器被發明出來之前，人們早已使用加熱石器的方法來煮開水了。礦石既美麗又實用，既神聖又世俗。

人類無數世紀以來一直仰賴寶石來確保受孕、減輕分娩的痛苦、保護個人的安全和健康，也保護死者。近代還有人將寶石用在魔法中，為人帶來內在或外界的改變。配戴月光石能提升通靈覺知，紫水晶能讓發脾氣的人冷靜下來，隨身攜帶翠綠橄欖石能吸引財富，粉紅水晶能吸引愛情。

現在，五千年的寶石魔法就在我們觸手可及的地方。很多人發現了礦石中的力量，這些魔法師正在運用礦石和天然的寶石來改變他們的生活。

寶石魔法到底是什麼呢？幾塊從地底挖出來的石頭，為什麼能對任何事情產生影響力？就像藥草、顏色、金屬、數字和聲音一樣，礦石並不是毫無生氣的。它們可能安靜的躺在泥土中幾百萬年，也可能上個禮拜店家才將它們放在架子上，但它們卻是生氣活躍的、強大的工具，其中蘊含的能量確實能夠影響我們的世界。礦石和寶石是來自大地的禮物，可以用它們來改善我們自身、人際關係和生活。有很多寶石到處都能買到，而且價格也不貴；有些寶石要從地底下慢慢的、小心的採集。

寶石魔法建立在簡單的觀念上，卻能產生直接的效果。在魔法中使用寶石能帶來寶石的影響力，可將能量進入魔法中。**導引這些能量就是魔法**。如果你決定使用寶石，連結寶石的能量，那麼，歡迎你來到水晶魔法世界，你可能永遠離不開它了。

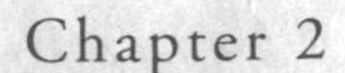

Chapter 2

魔法

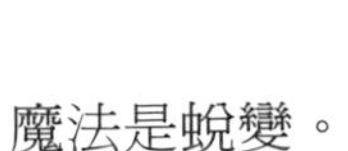

魔法是蛻變。

蛻變是魔法。

所有的魔法是改變，

所有的改變是魔法。

寶石、水晶和金屬，還有顏色、氣味、形狀、動作、地、風、水、火、昆蟲、動物、我們自己、星球和宇宙都含有能量；就是這些能量讓我們能夠施展魔法。在魔法師、女智者、薩滿、夏威夷智者卡胡納（Kahuna）和女祭司的哲學體系中，能量來自最原始最根本的源頭，如「女神」、「天神」、「高等神祇」、「命運」等。無數的信仰，創造了跟能量有關的複雜儀式曆書和傳奇故事，因此，這種能量在所有宗教中都受到敬重。

但這種能量的源頭其實超越宗教，超越理論或解釋。它真的是無所不在，在我們體內，也在我們的星球中。使用魔法的人，是已經了解這種能量的人，他們能激起、釋放和導引能量。

這跟你聽過的可能不一樣，魔法是一種自然的過程。它不是魔鬼和討人厭的生物造成的，也沒有「墮落的天使」會借我們使用魔法的能力（這是某些宗教哲理厭惡個人主義的想法）。以某種程度來說，魔法是真正的個人主義，因為它能讓我們以個人的能力，去控制自己的生活，努力改善人生。

魔法是「超自然」的嗎？
不是，超自然並不存在。

仔細想一下，「超」是額外的、超出自然之外的、跟自然不同的。超出自然之外？跟自然不同？
不可能！魔法跟寶石一樣自然，跟我們的呼吸一樣真實，跟太陽一樣強大。

寶石魔法，就是使用寶石中的能量，來產生需要的改變，這是魔法屬於自然的完美例子，還有什麼比礦石更自然的呢？現今大部分關於水晶和寶石的書籍，主要都是跟靈性發展和療癒有關，這些書籍很少談到魔法其他層面的事情。

這就是本書與眾不同的地方，魔法存在於每一張書頁中。魔法能開發通靈覺知、吸引愛情和友情、消除性功能障礙、吸引錢財和健康、強化精神的力量、激發安祥和快樂的感受——這些都是能透過寶石的力量能創造的奇蹟。

「魔法並不是靠控制或主宰大自然來運作的」，再次強調，這又是一個「非魔法師」的觀點，延續了「魔法是超自然的」想法。在魔法中，我們是以和諧的方式跟這些力量合作。以任何一種其他的方式實施的魔法都是有侷限性的，經常只是魔法師想大力提升自我的方式。

本章會討論一些基本的魔法，以便讓你能使用書中第二部〈魔法和傳說〉的內容。當有些內容談到要用「觀想」或「導引力量」或「設立寶石祭壇」時，才會知道這些基本常識。不過，話說回來，正如我在我所有的著作中強調的，我寫的事情當然是對我有效，而且讓我覺得舒適自在的方法。但是，如果我的儀式、符號和心理程序不適合你，你可以研究調查，找出最適合自己和有效的方式。

記住：大自然是老師。大自然是魔法的一種現象，它是宇宙咒術之書的展示圖。如果這些文字讓你覺得沒什麼意義，那就去聆聽寶石、聆聽風、火和水的奧義，仔細傾聽和學習。

三項必備條件

正如我在《大地魔法》一書中提過，要獲得成功的魔法，必須具有下列三個條件。

｜需求｜

必須要有一種需求，而且通常是無法透過其他種方式獲得滿足的需求。例如：吸引愛情、保護你的住家、得到房子或其他有形的物質等，就是最好的例子。

這種需求，是你人生中的一種空缺或嚴重的狀況（例如身體的疾病或遇到危險），非得立刻處理不可。魔法能填補空缺或矯正狀況，進而完成需求。

｜情感｜

除了要有「需求」之外，還要有情感，**情感是力量**。例如「看見紅色」會臉頰發熱、心跳加快，這些就是力量的顯現。如果沒有將情感投入你的需求中，你就無法從任何源頭得到足夠的力量，更無法將它導引到你的需求中。換句話說，你的魔法就不會生效。舉例來說，如果你最近需要通過一項考試，但你並不是真的想通過，那你做任何提升機會的魔法都會失敗。

情感能釋放力量，要將這個需求帶進真實顯現。

｜知識｜

這是指使用魔法的方法。我們從自身或天然物品，例如從寶石中激起能量，然後將這個能量傳送到魔法需求中的技巧。這個「知識」包括觀想、儀式的基本知識、專注和將需求化為現實的力量。本章會有如何開始使用魔法的知識。

如果我們有需求和情緒，但沒有如何使用這些東西的知識，我們就會像尼安德塔爾人一樣，看著開罐器或電腦深思卻不得其解，不知道該怎麼使用這些器具。

等到需求、情緒和知識都齊備之後，我們就可以開始施展魔法了。

魔法道德

我們施展魔法是為了改善自己與改善親友的生活。施展魔法是出於愛，而不是恨，這是要跟大自然取得和諧的關係，並不是要主宰大自然。很多人對魔法感興趣，是因為他們認為這是除掉敵人的最佳方式。他們把魔法當成憤怒的武器，而不是愛人的工具。

力量是中性的，電力就是一種力量的顯現，它可以在雷射手術中拯救生命，它也可以為電椅提供力量結束生命。能量也是一樣，我們的意圖和需求，會決定它於外在世界的效果。魔法並不是（或者不應該是）一種自私、主宰、痛苦、恐懼、操控別人和滿足私心或控制外物的工具。相反的，它是肯定人生，賦予愛、快樂、滿足、愉悅和成長的東西。

正如我之前說過的，如果我真的痛恨某個人（這種事情從未發生過），我很可能會打他一拳，而不是使用咒術詛咒他。有些人不同意我這個論點，而且曾在我的課堂上或工作坊中當面對我這麼說。我只是搖搖頭，因為跟這樣的人沒什麼好說的，他們很快就會自行離開，然後我永遠不會再聽到他們的消息了。

如果你把手指伸進發燙的電燈插座裡，你就會被電到；施展操控魔法，你得到的惡果會更糟，而這個選擇取決於你。

你或他人？

最好先運用魔法讓你自己或你的生活產生轉變，然後再幫助他人。這樣一來，你很快就會學到魔法是如何運作的，怎樣做效果最好。這並不是自私自利，你的人生是你的魔法實驗室，等到這些實驗生效後，你才能運用在別人身上。如果某個魔法師的生活一團亂、負債累累、老是生病或是情緒不穩定，有誰會信任他呢？

觀想

你可以練習觀想，閉上眼睛，看見你最好的朋友的臉，或是你最喜歡的衣服。了解嗎？觀想就是不用眼睛去「看」事物。

魔法（創造）觀想，就是形成你魔法需求的相似影像；換句話說，我們「看見」在現實中尚未成形的事物。以某種程度來說，這種觀想是將能量轉移到目標上的關鍵，經常練習就很容易能形成和熟練魔法觀想法。

如果你想將愛情帶進你的生活中，手握一塊粉紅水晶，觀想你自己處在那種親密關係中，即使你看不見那個人的臉（記住：魔法並不是操控），只是看見你自己快樂的跟那個人在一起。讓你對這個需求的**情緒**與**需求**本身，將你裹在溫暖的懷抱中，然後「看見」你體內的能量流進這塊粉紅水晶中，再將能量傳送出去，讓這個魔法生效。

這就是魔法的觀想。

為寶石輸入能量

將寶石用在魔法上之前，應該為寶石「輸入能量」或是用能量為它「設定程式」。只要用你的慣用手（通常是右手，但左撇子是左手），觀想你的魔法需求，將能量從你的體內移出來並注入這塊寶石中。這種能量是個人的力量，它存在於我們所有人體內。我們可以將這種能量從體內轉移出來，注入礦石中、蠟燭中、金屬中和其它能幫我們達成魔法目標的物件中。這種轉移法或是使用其他種形式的自然能量，就是魔法的重心。

看見這個力量從你體內流出來，透過你的慣用手注入到寶石中。用你的魔法需求能量——愛、金錢、力量、健康，為它注入能量。當你知道這塊寶石跟你的個人力量產生共鳴時，輸入能量的程序就完成了。在每個儀式之前實施這個簡單的步驟，將會大大加強你的寶石魔法的效果。

寶石祭壇

如果你願意的話，可以在「寶石祭壇」前施展你的魔法，至少這是在室內舉行。當然，這不是我們禮拜礦石的地方，而是撥出一塊地方來施展魔法。最理想的情況是，設立一個祭壇時，先放一大片大理石當桌板或某種石製的桌板，放在平面的樹幹、衣櫃、五斗櫃或咖啡桌上。這樣就能創造出一個祭壇，你可以在這裡使用一些工具來施展寶石魔法。或是，使用任何桌子也可以。

魔法物品通常放在寶石祭壇上，這些東西可能是「幸運符」，或是有強大力量的寶石和金屬，例如大塊的白水晶、十字紋石、十字石、天然磁石、化石、火山岩和蛋白石之類的。這個地區是清潔和淨化寶石，調整它們的頻率和施展魔法的地方。本書中提到的很多種咒術，都會用到蠟燭和寶石，這些東西會放在寶石祭壇上燃燒或設置陣法。

香品、花朵和其他的魔法器物也可以添加到寶石祭壇上，只要這些東西能配合你的魔法需求，或是你認為它們是「強大的物品」，能增強或改善你提升和傳送能量的能力即可。

寶石祭壇就是一個魔法的地方。

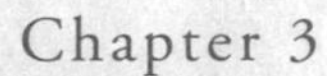

礦石的能量

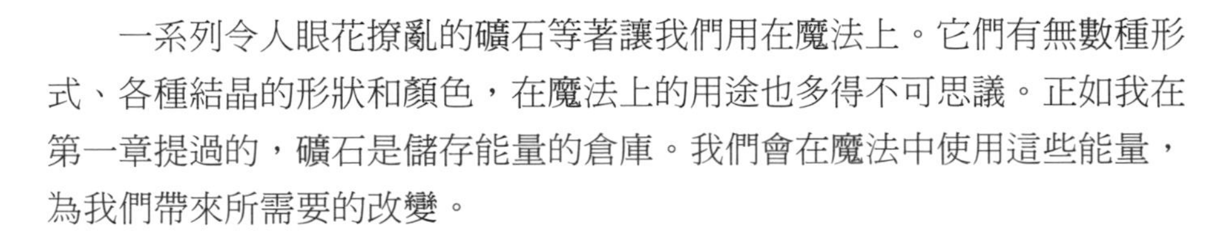

一系列令人眼花撩亂的礦石等著讓我們用在魔法上。它們有無數種形式、各種結晶的形狀和顏色，在魔法上的用途也多得不可思議。正如我在第一章提過的，礦石是儲存能量的倉庫。我們會在魔法中使用這些能量，為我們帶來所需要的改變。

寶石中有兩種基本形態的能量，包括在所有寶石中找到的各式各樣的振動頻率：有些能吸引愛情，有些能消除負能量，這兩種形態分別為投射性（陽性）和吸納性（陰性）能量。

它們是能創造萬物的、宇宙能量顯化的最純粹的形態。這些能量有很多種象徵性的形態，在宗教中，它們被視為天神和女神。在天文學中，是太陽和月亮。在人類中，是男性和女性。下表是其他相關聯的例子。

投射性（陽）	吸納性（陰）
電力	磁力
熱	冷
日	夜
肉體	精神
明亮	黑暗
夏天	冬天
刀子	杯子
活躍	倦怠

這些力量在宇宙中無所不在，存在於我們的星球與自身當中。以魔法的思維來說，它們存在於我們體內；以象徵性來說，這就是為什麼我們能產生兩種性別的個體，和施展所有形式的魔法。因為我們兼具投射性和吸納性的能量，這兩種面向跟我們肉體的性別無關，或者說，不該有關聯。但是因為我們從出生開始所受到的訓練，就是強調這種能量必須符合我們肉體的性別，因此不平衡的情形很常見。例如男生要穿藍色，要學打棒球，穿褲子之類的，雖然現在的情況已經稍微改變了一些，但仍是常態。

魔法師的其中一個目標，就是讓這兩種雙生的力量達到完美的平衡，當它們不平衡，其中一種過於旺盛或過於壓抑時，魔法師就會採取行動去平衡它們。

過於旺盛的投射能量會讓魔法師變得暴躁、易怒、好戰，而且過度解析一切。在健康上來說，這種不平衡可能會導致潰瘍、頭痛、高血壓和其他的疾病。太多吸納性的能量會導致情緒化、昏沉、憂鬱、興致缺缺和封閉外在世界的一切。其他可能產生的問題是做惡夢、愛黏人、缺乏工作、虛弱的免疫反應和疑心病。當你發覺你的體內能量不平衡時，可攜帶或配戴相反性質的寶石，來矯正這種力量（請看第四部〈寶石快速查詢清單〉）。這又讓我們回到寶石這件事情上。

投射性的寶石是明亮、外向、侵略性強和有電流的。它們含有強有力的能量，能驅邪、克服倦怠和產生行動力；能摧毀疾病、強化表意識，讓配戴者產生勇氣和決心。它們可用來提升體力、吸引好運和帶來成功。在魔法中，可以將它們用在為儀式增加額外的力量。這些岩石和礦物有兩種基本的用途：趕走不想要的負能量或把能量投射到某個物體或某個人身上。舉例來說，有個女人戴紅瑪瑙是為了給她帶來勇氣，將紅瑪瑙的能量傳給自己。當她想要轉移或折射負能量，讓負能量遠離她的身體時，就會透過觀想將這個需求的念力能量傳達給寶石，以便達到這個目的。因此，寶石不是將能量輸入她體內，而是讓不想要的負能量偏離轉向，不讓負能量進入她的體內（譯註：寶石的兩個基本功能是1.讓勇氣之類的正能量投射到她的身體，2.不讓負能量沾上她的身，以便保護她不受負能量的侵害）。這個祕密顯然就在觀想中。

投射性寶石，能接通表意識，它們通常很沉重或密度高，有時候是不透明的，可能是紅色、橘色、黃色、金色，也可能是透明的。它們也可能像太陽一樣會發光或散發微光。投射性的寶石和礦物包括紅寶石、鑽石、火山岩、托帕石和紅紋石。投射性寶石跟太陽、水星、火星、天王星，以及火和風兩種元素有關（想了解更多關於元素的資料，請看第四部〈寶石快速查詢清單——元素主宰〉）它們也跟星辰有關，因為星星基本上就是遙遠的太陽。

吸納性寶石，天生就是為了跟投射性寶石互補。它們會令人感到舒服、平靜、內觀，也具有磁性，能提升冥想、靈性、智慧和玄密思想，能產生安定詳和感。這些寶石能促進頭腦表意識和潛意識的溝通，讓通靈覺知開花。它們散發的能量能吸引愛情、金錢、療癒和友誼。吸納性的寶石通常用在接地的目的，達到穩定和重新確立我們跟大地根源的聯繫。如同投射性寶石一樣，吸納性的寶石也有兩種基本用途。青金石可用來吸引愛情，或者透過觀想賦予它不同的力量；它也能夠吸收憂鬱，因此能產生喜悅感。

吸納性寶石的顏色很廣泛：綠色、藍色、藍綠色、紫色、灰色、銀色、粉紅色、黑色（沒有顏色的顏色），還有白色（所有顏色都包含在內）。它們可能是不透明，也可能是半透明色，或者被大自然腐蝕穿孔。吸納性寶石包括月光石、海藍寶石、翡翠、聖圈石、粉紅水晶、粉紅碧璽、紫鋰輝石、青金石和舒俱萊石。它們跟月亮、金星、土星、海王星、木星，以及土和水兩種元素有關。

不是所有的寶石都能輕易歸類到這兩個類型的其中一種，但這是一個幫助我們聯想寶石基本功能的分類系統。有些寶石裡包含這兩類混合的力量，例如青金石。有些寶石可能無法歸類於這兩種分類之中，所以請用你們自己的判斷力，來決定它們的基本力量。記住，這個系統只是為了方便我們使用而設計的，並不是百分之百準確。甚至在你嘗試感應不知名的寶石之前，光看它的外表，注意它的重量和顏色，你就會知道某些關於它的魔法屬性。

下一次你在任何地方看到一顆寶石，可以嘗試判斷它到底是屬於吸納性或投射性。如果這變成一種自動化的程序，你很快就會學到關於寶石本身的屬性，也會發現寶石魔法變得很容易使用。

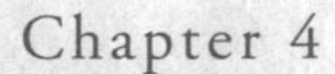

Chapter 4

色彩的能量屬性

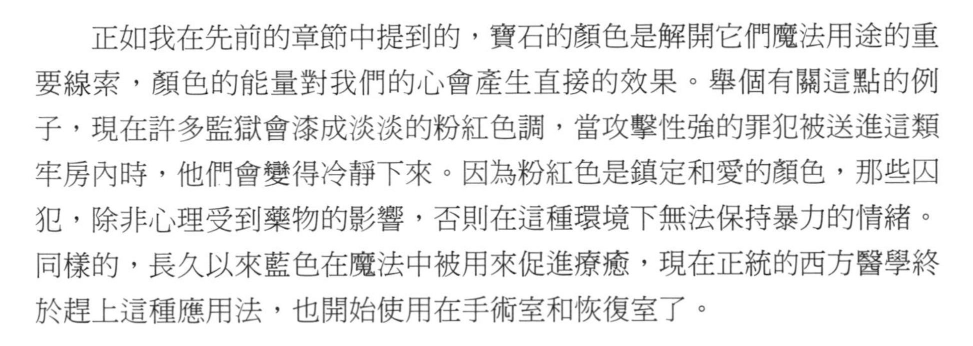

正如我在先前的章節中提到的，寶石的顏色是解開它們魔法用途的重要線索，顏色的能量對我們的心會產生直接的效果。舉個有關這點的例子，現在許多監獄會漆成淡淡的粉紅色調，當攻擊性強的罪犯被送進這類牢房內時，他們會變得冷靜下來。因為粉紅色是鎮定和愛的顏色，那些囚犯，除非心理受到藥物的影響，否則在這種環境下無法保持暴力的情緒。同樣的，長久以來藍色在魔法中被用來促進療癒，現在正統的西方醫學終於趕上這種應用法，也開始使用在手術室和恢復室了。

古老的魔法系統開始受到大眾的了解，我們也越來越能覺察到顏色的影響力了。如果粉紅色能讓憤怒的人冷靜下來，那為什麼粉紅色的寶石不能用來吸引愛情呢？即使在粗淺的層面上，寶石呈現的顏色也會有戲劇性的效果。當我們能把顏色當成接通其他實質效果較小的寶石的重要關鍵，那就代表真正進入魔法世界了。

本章要檢視寶石的基本顏色其及魔法屬性。這些資訊可以當作你自己發掘寶石用法的指南，也能幫你了解本書第二部裡的資訊。

這裡可能是增加關於「魔法療癒」註解的好地方。沒有人能治療別人的身體，當然，有一些技巧能協助療癒，但療癒必須源於自己的內在。大部分的治療師說，他們只能加速療癒過程，例如消除病人體內堵塞的能量流。

寶石被用在療癒魔法中無數世紀了，本書第二部將會提供這部分傳統的資訊。當然，我不是叫你在割傷手指時，拿一塊血石來止血，或是當你眼睛有毛病時，握一顆翡翠來治病。我只是建議可以用這種方法，來**結合正統療法一起使用**；所以拿一條繃帶和抗生素藥膏（或是一片車前草葉子），包紮傷口，**然後**再用一塊血石來幫助你快速復原吧！

魔法並不是要打臉科技，可能的話，可以使用也應該使用它。心裡先了解這一點再讀本書中關於「療癒」的資訊時，就能消除關於寶石魔法層面的問題。寶石無疑是很強大的，但我們一定要具備關於它的知識，跟它們保持和諧的關係，了解自己的身體才能使魔法生效。

總之，顏色具有力量，彩色寶石更是加倍強大。以下是一些關於顏色能量的資訊。

紅色

紅色是血、生與死的顏色，在很多文化中，它一直是「神聖的」或是獻給神祉的顏色。紅色寶石是投射性的、活躍性的；跟火星和火元素有關，兩者都是侵略性的能量。也有一些是保護性的寶石，用來加強體能和意志力。紅色寶石也可用來提升勇氣，把能量借給人體；放在祭壇上可為儀式提供額外的力量。

在古代，有人會把紅色寶石當成解毒劑配戴在身上，保護一個人的思想「純淨」，引出一些惡因，消除怒氣和所有火爆的情緒。它們也能用來保護人不受火和閃電的傷害。

在療癒中，紅色寶石和血有密切的關係，通常被配戴在身上減輕貧血症、止血和治癒傷口，也曾被用來預防流產。它們似乎對紅疹和發炎症狀有效。紅色寶石經過賦予相應的力量後，可以用來克服性功能障礙，在觀想時，經常放在靠近生殖器的地方。

粉紅色

粉紅色寶石是吸納性的，裡面充滿愛的能量。它們具有鎮定、安撫的力量，可用來消除壓力和放鬆身心。有時候這個顏色被認為受金星掌管（不過綠色更具金星的特質），粉紅色用來吸引愛情，或是加強現有的愛情，它們也能在長期親密關係碰到困難時，讓情況更順利些。

可以配戴粉紅色寶石來加強自愛，這並不是自戀，只是了解你犯的過錯後，接納並釋放它們，然後繼續過自己的人生。正如我說過的（也有很多人在我之前說過），如果我們不懂得愛自己，就不能期望別人來愛我們。使用粉紅色寶石的能量，可以讓我們做到這點。

粉紅色寶石促進安定、快樂、喜悅和歡笑。它們能刺激愉快心情，助人吸引朋友，鼓勵人對他人保持開放的心胸。在團體儀式中使用粉紅色的寶石最理想。

橘色

橘色寶石有一些紅色的火屬性，但效果卻更溫和些。它們是投射性的，經常被視為太陽的象徵。最適合用在防禦魔法儀式，以及專門用來提升啟發的儀式。

橘色寶石跟個人力量有關，在舉行魔法儀式時配戴，能強化你接通和導引能量的能力。對那些自信心低落，想擴展自我價值覺察力的人，這是最適合他們配戴的寶石。橘色寶石也被視為吸引幸運的寶石，它是成功的象徵，在舉行咒術儀式時配戴它，能確保得到良好的效果。

黃色

黃色寶石和礦石是投射性的，它們受到水星的主宰，適合用在跟溝通有關的儀式上。如果你難以用機智的方式表達自己，可嘗試配戴一塊黃色寶石。作家運用這種寶石或許能在工作上得到幫助，大眾演講者為了有好口才也會配戴它。黃色寶石受到太陽的主宰，本身也是個主宰者，可以用來強化意識心念，在使用魔法時配戴它能強化觀想能力。

舉行與旅行有關的咒術儀式時，可使用黃色寶石或慣用手握著它，觀想你自己到你想去的地點旅行。健康方面，黃色寶石可用來提升消化系統，調整神經系統和皮膚的毛病。它們是屬於移動、改變、能量和心智覺醒的寶石。

綠色

綠色是大自然、繁殖力和生命的顏色，在宗教和魔法中經常跟紅色連繫在一起。這種色調的寶石屬於吸納性的，適合用在治療魔法上，也許用幾顆綠色寶石圍繞一根綠色或藍色的蠟燭，點燃蠟燭後，觀想生病的人變成活力充沛，徹底康復痊癒的人。想保持健康也可以配戴它，確切的說，綠色被視為能強化眼睛、控制腎臟、減輕腸胃病和預防偏頭痛的寶石。

綠色寶石受到金星的主宰，做園藝時配戴它能促進豐沛的生長，或者把綠色寶石埋在土裡也能達到這個目的。如果你有室內盆栽，可嘗試將幾塊設定好功能的綠色寶石埋進土裡。同理，它們也被視為能增加生育力、能提升受孕的機會。

綠色寶石跟土元素有關，因此在咒術上的用法也跟金錢、財務、興旺和幸運有關。它們是屬於穩定接地和平衡能量的寶石，配戴它可以接通跟大地的聯繫。

藍色

藍色是海洋、睡眠和黃昏的顏色，由水元素和海王星主宰，這些寶石是屬於吸納性的，能提升安詳感。手握一塊藍色寶石或在柔和的燈光下凝視著它，能讓情緒平靜下來。如果你常睡不好，可試著配戴藍色寶石睡覺，它也是阻止惡夢的絕佳寶石。一般來說，配戴或使用藍色寶石能促進療癒，尤其對退燒、消除潰瘍和發病原因、消除發炎症狀都很有效。有時候握著它，能減輕或消除身體上的疼痛。

如果你覺得需要淨化自己，可在沐浴時配戴藍色寶石，能淨化內在的心靈和外在的肉體。在魔法儀式前，經常會有人做這種沐浴淨身的動作。

紫色

紫色或靛藍色的寶石都是屬於吸納性和靈性的，由木星和海王星主宰，長久以來被視為跟神祕主義和淨化有關。這些寶石最適合在靜坐、通靈工作或在任何聯繫潛意識的儀式中配戴。

跟綠色和藍色寶石一樣，紫色也是療癒和安詳的顏色。配戴紫色的寶石能助人保持健康，有時候給難以管教的孩子配戴，也會讓他們變得更聽話。肉體上，紫色寶石是用在減輕跟頭部有關的問題，像是頭痛、心理疾病、腦震盪和頭髮的毛病。它們也能紓解憂鬱症，晚上配戴它能協助一夜好眠。

紫色寶石跟有組織的宗教，還有更隨興的、以大地為主的系統有關，通常是在聯繫高等生靈時配戴。

白色

白色寶石是吸納性的，由月亮主宰。因此它們也跟睡眠和通靈有密切的關聯。在過去，白色寶石，尤其是白玉髓，難以哺乳嬰兒的母親會配戴它來促進乳汁分泌。在現代的美國，它們被視為幸運石，經常被放在口袋裡或是配戴在身上來增加好運。

因為月亮在晚上發光，天黑後配戴由月亮主宰的白色寶石能得到保護，通常是獨自走在災難很多的險路中配戴。有時候人們會攜帶或配戴白色和紅色兩種寶石，以便得到全天候的保護。

要消除頭痛，可在口袋裡放一顆白色寶石。有些人說，因為白色含有所有的顏色，所以白色寶石可以用魔法輸入能量後，當作其他顏色寶石的代替品；透過觀想就可完成。

黑色

黑色寶石是吸納性的，它們代表大地和穩定，由象徵限制性的土星主宰。黑色寶石象徵自我控制、恢復力和沉靜的力量。它們有時候被視為投射性的寶石，但黑色寶石比較常被用來讓人「接地」。如果你覺得虛浮、暈眩、或是太專注於靈性的事物，現實生活變得困難重重，那就配戴黑色寶石。

在神祕學上，黑色是外太空的顏色，缺乏光線的顏色。如果你想舉行一個魔法隱形咒術，確保別人不會注意到你的行為時，可以使用黑色寶石。舉例來說，用黑色黏土做一個你自己的小型人偶，用黑色寶石裝飾這個塑像。把它放進黑色盒子或用鏡子做成的盒子裡，然後把盒子放進一個陰暗的地方。如果某些人會威脅到你的生命，這樣做能將你隱藏起來不被他人發現。

多彩寶石

具有多種顏色的寶石，例如血石（綠色和紅色），碧璽（有很多種顏色的組合），還有蛋白石（含有所有顏色），這些顯然比單色的寶石具有更複雜的魔法效果。大部分這類的寶石，只要看它各別的顏色，再搭配每種顏色的能量來決定寶石的用法。蛋白石跟呈現彩虹色或很多種顏色組合的顏色一樣，是特別的案例（請看本書第十三章〈寶石和礦石——蛋白石〉）。

其他顏色

含有少量金屬的寶石，例如青金石（內含黃鐵礦），請看本書第十四章〈金屬〉。上述這幾種顏色的各層色調或基本色組合的顏色（例如萊姆綠或藍綠色），還是要參考每種顏色搭配後的資訊。

Chapter 5

心型、鑽石型和星光寶石：魔法的形式

星光紅寶石和星光藍寶石這類的寶石，到底具有什麼特殊的力量？心型的寶石，是否具有吸引愛情的強大力量？圓形、方形和三角形的岩石，在魔法中有什麼重要的意義？

天然形成的寶石有各式各樣的形狀，從水晶簇到六角形水晶都有。當它們暴露在地面上時，經過風吹雨打後改變了外型，變成讓人能辨識的形狀。或者在收集寶石時，可能會將它們弄碎變成較小的寶石、或是從形成寶石的礦脈中抽取出來也會改變形狀。在經過寶石工匠的手處理過後，成為磨亮的滾石，或切割和雕琢過的寶石，這些動作都會改變寶石的形狀。

對知識豐富的觀察者而言，寶石的形狀通常會顯示出它們的魔法力量。那些天然形成某種令人熟悉形狀的寶石，據說比人工雕製的擁有更強大的力量。這類的寶石具有深刻重大的魔法意義。這是薩滿的魔法，在當代的祕魯國境內，薩滿會在他們的儀式中使用這類的寶石。很多美國原住民部落也很重視動物形狀的寶石，把它們當護身符，也在儀式中使用。然而，現在很少人會考慮寶石形狀的魔法。

在本章節中，我們會來檢視一些寶石的形狀，還有人工雕琢的寶石形狀；也會討論少數幾種會發光、閃光，似乎含有變動能量的寶石。因為目前已發現的寶石有很多形狀，這裡只能檢視主要的幾種。如果你發現一種形狀奇特的寶石，那就讓它告訴你吧！它看起來像什麼？這種形狀會讓你聯想到什麼？去感覺它的能量，花點時間與它連結，去發現它的力量。

當你跟天然形成的寶石合作共鳴時，寶石的品種不如它的形狀那麼重要，除非你決定它的品種很重要。

魔法存在於寶石的形狀中！

圓形寶石象徵宇宙、磁性和母性女神吸納的力量，它們會連結女性的生殖系統，在療癒儀式中確實也能用來代表女性。圓形寶石是開啟靈性和通靈覺知的鑰匙，可以用在愛情咒術和所有類型的「吸引」儀式中。例如：若要吸引金錢，可用幾塊小型的橄欖石或翠玉放置成方形陣法，圍繞一塊圓形寶石在中間，然後觀想。現在在市面上可以買到很多種球形寶石，這些經常用在凝視占卜中。

長形、細條形寶石顯然是崇拜男性生殖器的象徵物，但不一定包括白水晶或其他晶狀寶石。它們是投射性寶石，代表電力和異教系統中的偉大天神。這些是能量寶石，可以隨身攜帶或放在祭壇上來獲得能量。若要得到保護效果，可將一塊能量寶石掛在前門上，或放在一面鏡子前面。在愛情咒術中，可將圓形和長形的寶石並排或重疊放置在祭壇上，然後做觀想。可在附近放幾塊其他吸引愛情的寶石，或用它們圍繞這兩塊主要的寶石，可為這個儀式提供額外的力量和象徵物。

卵形寶石適合用來刺激創造力和新鮮的點子。在祭壇上放置這種寶石也能為儀式帶來「繁殖力」。在過去，女人會隨身攜帶這種形狀的小塊寶石以增加受孕的機會。大塊的卵形寶石可埋在園子裡鼓勵植物豐饒多產。

方形寶石象徵大地、興旺和富饒，所以也適合用在「繁殖力」這類的咒術中。它們也能促進穩定和接地。如果你覺得你的生活太過散漫了，可以使用其中一種寶石，讓你一次只專注在某一個工作上。

心型寶石在魔法中，當然是用來刺激或吸引愛情的，可以隨身攜帶這種寶石將愛情帶進你的生活中，或是擴大你的愛心，讓你更能接受和付出愛。

三角形寶石具有保護性，可配戴或攜帶在身上。要守護你的住家，可把一塊三角形的寶石放在窗邊，朝向最近的那條街道。

L型寶石據說能帶來好運，也許是因為這種形狀暗示它能連接靈性和肉體。可以當作幸運寶石般隨身攜帶或放在祭壇上。

形狀類似身體某個部位的寶石，在魔法上可用來治療或強化那個部位：例如形狀像腎臟的寶石適合腎臟，依此類推。這一類圖像型的寶石可當作觀想時的視焦中心點，儀式過後，可配戴在身上。

金字塔型寶石很少是天然的，但在市面上已經越來越普遍了，它能集中能量，並從金字塔頂尖向魔法目標釋放出能量。因此，如果你需要金錢，或許可以在金字塔底下放一張鈔票，觀想金錢的能量從鈔票穿過金字塔往上飄出去，為你帶來興旺。

鑽石形狀的寶石顯然會讓人想到珍貴的鑽石，所以可用來吸引財富。

以上這些例子，應該足以讓你探索各種形狀的石頭，和各種可能的魔法用途，你可能會在海邊、河堤或在乾枯的河床上找到各種形狀的石子。

聖圈石內有一個天然形成的孔，在魔法中佔有很重要的地位，因此我們會在第十三章〈寶石和礦石——聖圈石〉來討論。天然形成驚人形狀的石頭，例如十字石和十字紋石，也會在此段落中詳加探討。

其他一些寶石不是因為它們的形狀受到重視，而是因為它們會發光或是其光澤的本質受到重視。例如貓眼石、星光紅寶石、星光藍寶石、月光石、虎眼石、太陽石，還有俗稱的「變光寶石」（chatoyancy）。這些寶石形成了無數的傳奇故事，有人相信這是因為裡面住著惡魔或是幽靈，才會產生這種變光的效果。

這類的寶石長久以來被視為具有保護性，因為它們能排斥負面的東西，因此將它們當作珠寶佩戴在身上能保護人身安全。這種會「變動」的寶石對旅行咒術也很有益處，或是在旅行時配戴在身上，也能達到保護的效果。據說在藍寶石和紅寶石中有「星光」能增加這些寶石的魔法效果。

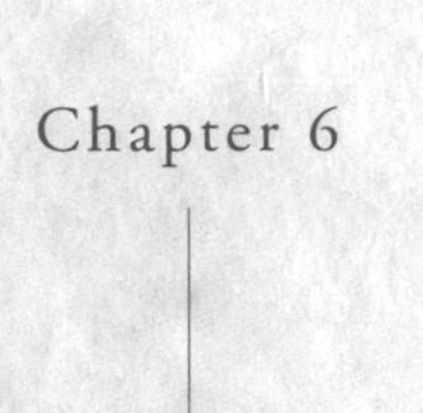

Chapter 6

取得礦石和寶石

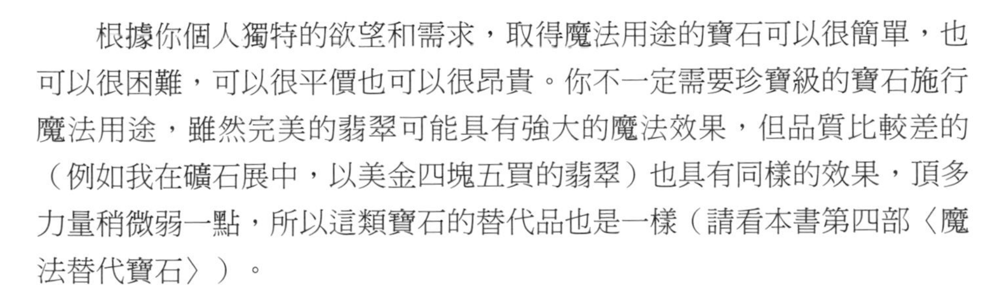

根據你個人獨特的欲望和需求，取得魔法用途的寶石可以很簡單，也可以很困難，可以很平價也可以很昂貴。你不一定需要珍寶級的寶石施行魔法用途，雖然完美的翡翠可能具有強大的魔法效果，但品質比較差的（例如我在礦石展中，以美金四塊五買的翡翠）也具有同樣的效果，頂多力量稍微弱一點，所以這類寶石的替代品也是一樣（請看本書第四部〈魔法替代寶石〉）。

如果你對施展寶石魔法非常認真，可以慢慢收藏很多寶石。你不需要取得一百種不同的寶石，剛開始有十種或十二種可能就足夠了。選一些幾乎可以用在任何魔法需求中的寶石即可，代表性的選項有：琥珀、白水晶、紫水晶、髮晶、紅瑪瑙、十字石、石榴石、虎眼石、青金石、碧璽（綠色、粉紅色、藍色和黑色）、翠綠橄欖石。

當然，你的需求和感興趣的領域也會影響你的選擇，請讀本書的第二部來列出一張個人的清單。如果你發現新的寶石，或是在你需要寶石的時候出現意料之外的情況，那就修改這張清單。

你要如何取得這些寶石呢？基本上，有三種方法：購買、交換和採集。雖然現在大部分的寶石都是用金錢購買的（就跟過去一樣），但以寶石交換寶石的方法更便宜也更有趣。不過，直接從土地中採集新的寶石還是最好的。

購買寶石

現在市面上的寶石種類多到令人嘆為觀止的地步，來自世界各地的寶石，通常飛越或航行數萬哩的旅程，經過無數人的手之後，才來到你付錢購買的櫃檯上。品質較差或較普通的寶石可能只要美金幾毛錢，有的寶石一公克或一克拉可能需要幾百或幾千美元。

絕大多數的大城市都有礦石店，在礦產豐富的地區也有這類的店面。雖然很少有店主會有關於魔法的第一手資料，不過這些地方仍是最適合常去「閒逛」購買寶石，學習關於寶石不算太奧祕功能的地方。這些店面的價格通常很不錯，但為了找到物美價廉的寶石，最好多逛幾家。當你與寶石店的老闆當朋友時，你會知道什麼時候會有新的寶石進貨，這樣你可能有機會比別人先挑選。

販賣超自然、新時代或玄學貨品的店家通常會有種類繁多的寶石。在美國可以看到越來越多這類的店面，幾乎每一家都有賣白水晶，適合新世紀的「新」寶石。請查看電話簿尋找當地的寶石店和礦石店。自然歷史博物館的禮品店也有賣寶石，通常價格都不錯。當地寶石礦石社團參加展示的城市集市中，通常也會有販賣區。透過郵購也能買到寶石，我在本書〈參考資料〉列出了幾家網路郵購店。最後，不管是當地或是地區性的寶石展，都會提供種類繁多到極點的樣品供你仔細檢閱。

寶石或礦石展是建立商業貿易的一部分，這是吸引成千上萬收藏家和成百上千商人的「儀式」。這些通常位在展覽中心，在此參展的眾多店家有無數排的攤位隔間，每一個攤位都有一個賣家，而成千上萬的寶石和礦石在燈光下閃著耀眼的光芒。你會在這些礦石展中買到最好的貨品，很多來自國內各地參展的賣家，都很清楚當地的商店是什麼情況，所以都會互相競爭價格。為了確保你不會為某一塊寶石花費過多的金錢，在購買之前，請多逛幾家。

我在一九七一年開始使用魔法時，有很多「老式」的魔法廣告宣傳說：用在魔法中的東西不要討價還價；意謂著，不要去比價與殺價。近年來，這種廣告似乎已經被遺忘了，在人們的談話中或在書中也很少有人提到。雖然我曾經跟別人一樣遵守這個「規矩」，但我總覺得，這是商人們想要獲利而設計的宣傳手法。什麼不准砍價的規矩嘛！現在已經沒有人會遵守了。在物質世界中，金錢就是一種能量，雖然我不會為了賺錢舉行魔法，但也不覺得以合理的價格購買寶石有什麼不對。

回到礦石展的話題，在當地的店面幾乎無法買到的寶石，通常都可以在礦石展中買到；去詢問稀有寶石店的商家，可能就找得到。我一直找不到的太陽石和十字石，後來在聖地牙哥的展覽中，只詢問了兩個不同的攤位，他們都拿出品質很好的樣品，我也很快地就買下了。

礦石展在美國各地都有，要尋找即將舉辦的展覽，可查看最新一期的《寶石珠寶藝術家雜誌》（Lapidary Journal Jewelry Artist Archives）裡面的廣告名單，或是當地的報紙，也可以詢問礦石店，老闆通常會知道附近有哪些礦石展。

交換寶石

錢不多，但卻有多餘的同款寶石該怎麼辦？何不試著跟人交換？以類似的價格交換物品是古老的交易方法，比我們使用金錢的方式更古老。在遠古時代，魔法師和女巫幫人療癒、淨化和其他的魔法儀式或通靈工作，人們並不是付他們金錢，而是給他們食物、住所或是其他必需品來交換能量的付出；較原始的地方和工業化國家，也仍在使用這種系統。

如果你有朋友對擴展他們的寶石收藏品感興趣，尤其是跟魔法有關的寶石，那你們可以一起拿出寶石做交換，看看結果會如何。以物易物的方式是一種特別令人滿意的方式，不需要用金錢購買，就比較不會對經濟上產生直接的衝擊，又能增加魔法用途的寶石種類。

現在，喜歡自己親自挖寶的收藏家也很多，這就會讓我們談到第三種取得寶石的方法了。

採集寶石

自己採集寶石和礦石真的是很棒的探險經歷，親自刷掉塵土後，看到鮮豔明亮的顏色，是一種非常令人興奮又充滿魔法的體驗。當然，購買寶石也令人興奮，但能挖到自己的寶石更令人滿足。

世界各地有許多各種寶石和礦石產量豐富的地區。我很幸運，住在聖地牙哥的附近就有產出碧璽、紫鋰輝石、石榴石、鋰雲母石、雲母石、綠柱石、白水晶、瑪瑙和方解石，還有其他很多種寶石和礦石。全球各地幾乎都能找到這種良好的採集地。

魔法師要運用宇宙本源的力量，並尊重顯化這些力量的大地，帶著崇敬的心去從事採集寶石之旅才是正確的。從事魔法的人在出門前，通常一定都會舉行儀式並獻上供品。

除了純粹的樂趣，和發現人類的眼睛從未見過的寶石時的驚奇感之外，還有其他的理由讓你採集自己的寶石。

露天開採是最便宜和最不會破壞地球的採集水晶方式。在世界各地，貧窮的工人從清晨工作到黃昏，為沒良心的礦場業主挖掘珍貴的寶石，採集可能售價數萬美元的寶石卻只賺到幾毛錢的工資。寶石的價格通常是固定的，而且一直處在被刻意抬高的價格中，因此讓很多人無法享受到擁有寶石的單純樂趣，同時又不讓人接近寶石的力量。

因為諸如此類的情況，讓有些魔法師質疑市場上某些寶石的價值。例如，含有某些力量的白水晶，是不是從磁場不好的地底被硬挖出來的？翡翠由滿身大汗、營養不良的哥倫比亞工人採集時，是不是會玷汙翡翠內的魔法？有些使用者說「會」，建議這類的寶石用在魔法和儀式之前，需要做特殊的準備和淨化程序。因為寶石就像電腦一樣可以「設定程式」，在採集過程中產生的任何不良情感或苛待，都會被深印在寶石裡面，進而影響寶石最終的擁有者。

為了去除對寶石的源頭、寶石的真實性和採集方法的疑慮，你可以嘗試自己去採集。程序很簡單，到當地的書店（尤其是博物館）、圖書館或礦石店去找關於附近採集地的指南。很多礦場會撥出幾個特別的日子，讓收藏家去親自挖掘，更常見的情況，是去在礦渣堆裡挖掘（礦工殘餘的工作），通常裡面都有很多的寶石，而且只需要付一小筆費用和購買責任險。州政府或聯邦政府的土地也有很多採集區，會開放給礦石採集獵人使用，當然，在國家公園裡是嚴禁挖掘的，有些私人產業上的採集地，需要事先得到地主的許可。

事先規劃你的挖礦旅程，做好應付各種天氣狀況的準備：雨天（雨具）、刺眼的陽光（防曬乳、太陽眼鏡和寬緣帽）和被蛇咬（急救箱）。同時要帶食物、飲水和任何你想得到的其他東西，也可以帶個朋友一起去。如果要去偏僻的地區，事先告知朋友們你要去哪裡，打算何時回來。

簡單的工具：泥刀、鶴嘴鋤、小鑿子、過濾泥土的濾網、小袋子、裝礦石樣品的瓶子或玻璃瓶，也許還需要一個刷子和一把刀子，再加上一個可以裝所有東西的大袋子或背包。洞穴和礦坑需要戴硬式安全帽、繩索、高強度的手電筒和防護衣。

當你為採集之旅做好準備後，可向大地舉行某種儀式。這種儀式頂多只是一種調整接頻、獻祭供品和事前的感謝而已。因為採集前的儀式有很多不同的形式，這此僅舉兩個例子。

1. 舉行出門旅行前的儀式

站在你的寶石祭壇前，用右手握一顆你想尋找的那種寶石樣本（如果剛好有的話）。調整你的頻率跟它溝通，透過它來接通大地，觀想巨大的洞穴裡中充滿這種閃亮的水晶，感覺這種寶石在地底下振動著，散發著或吸收著能量。

觀想你自己找到了這種寶石，以任何語言或象徵物，感謝大地的犧牲奉獻。在此同時，把這塊寶石拿到戶外，埋在任何地方的泥土裡。

這樣就完成了。

2. 在採集區外面舉行的儀式

選擇一些珍貴的東西：打磨過的寶石、一個銀幣、幾滴昂貴的油、一些葡萄酒或蜂蜜。在抵達採集地時或進入該地區之前，或是到某個荒野區或偏僻的地方進行儀式。

坐在地上，雙手放在兩邊的大腿上，挺直背脊，直到你找到能坐直又舒適的姿勢為止。感覺大地在你身下振動著，呼喚它，請求它允許你採集寶石。觀想你自己採集到喜愛的寶石，看見你自己將它們用在正面和肯定人生的魔法中。

把你的供品埋進土裡，然後帶著恭敬的態度，開啟你的採集旅程。

這個儀式的效果有多大呢？有個朋友說，每次他在採集前舉行這類的儀式都會得到好結果，但當他略過這個儀式時，結果就會相反。當然，這種儀式不是必要的，那些不從事魔法的礦石採集獵人，從沒想過要做這種事，還是能挖掘到很棒的寶石。但對從事魔法的我們來說，這些儀式卻是不可或缺的。我們不是為了要「掌控和開採地球資源」，而是為了要跟大地和平共存，尤其當我想獲得地球的寶藏時，更應該這麼做。

所以，舉行你的儀式，採集你自己的魔法寶石，快樂的挖掘吧！

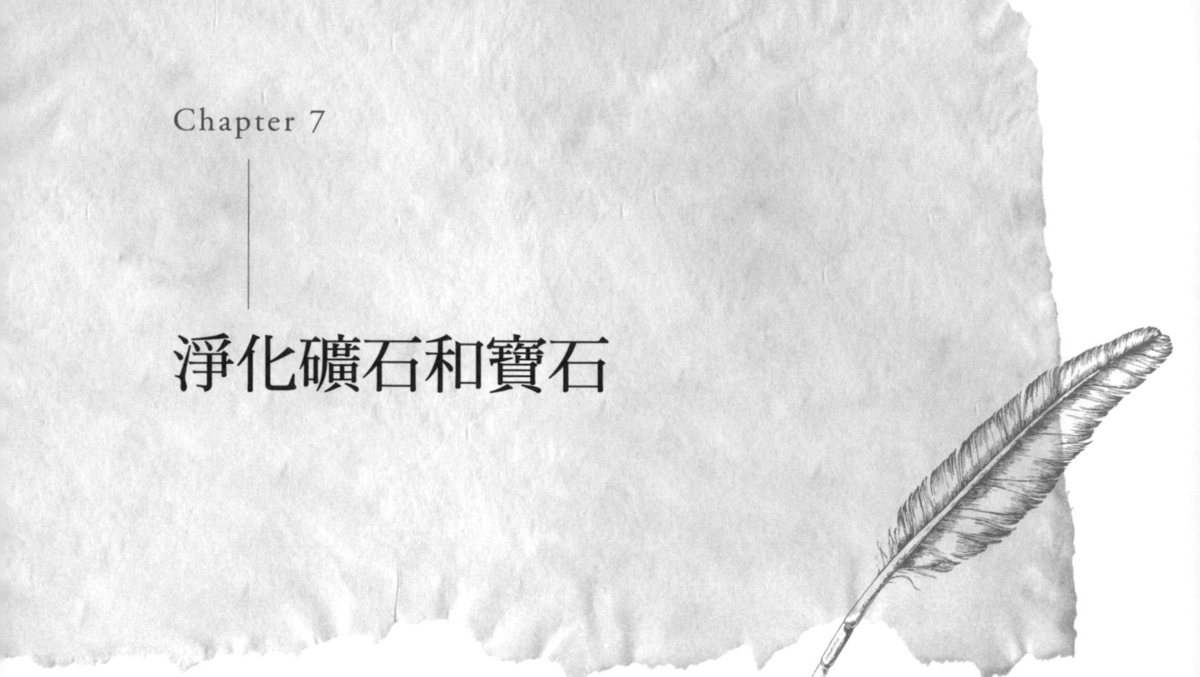

Chapter 7

淨化礦石和寶石

正如我在第六章裡提過的，寶石在抵達你手上之前受到了各式各樣、廣泛能量的影響，要把它們應用在魔法用途前，很多魔法師都會對寶石舉行清洗或淨化的儀式。

這個簡單的程序，是要消除寶石中過去所受到的所有影響，為我們的用途做好準備。建議對每一顆寶石都要做一次淨化。唯一的例外是你自己採集的寶石，不過，如果你的採集地靠近軍事機構、高速公路或受到汙染的地面，還是要做淨化。

第一種淨化寶石最簡單的方法，是將寶石放在充足的陽光下一整天、三天，甚至是一星期。陽光會做好淨化的工作，把不必要的能量燃燒掉。把寶石放在能直接照到陽光的地方，室內的窗台不如戶外的地點那麼好，因為窗戶玻璃會阻隔一些陽光；每天在黃昏時把寶石收進來。有些寶石一整天沐浴在陽光下之後，就會「乾淨」了，有些寶石需要更長的時間才能得到淨化。每天查看寶石，放在你非慣用手裡，感覺裡面的能量，如果振動能量很健康很規律，表示淨化成功了。

第二種方法稍微困難一點，是使用流動的水，把寶石放在流動的水中一到兩天。如果你家的土地附近剛好有溪水或河水，這是最理想的。把寶石放進一個網狀袋子裡，或是其他能確保它們不會被水沖走的器具，把它們放在水中一整個晚上，這樣能溫和的沖走那些不純淨的能量。

第三種方法是靠大地的力量，把寶石埋進土裡約一個禮拜，然後檢查看看是否已經獲得淨化了。如果淨化了，就把它們洗乾淨，擦乾後就可以開始你的魔法了。

這些都是自然的淨化法，由大自然的元素力量來做淨化。如果你沒辦法用這些方式，還有另一個方法，可在你家裡舉行淨化儀式，可在祭壇前或是任何桌子前，並最好在日出時或是白天舉行。

裝一盆淨水，放在桌子或祭壇的西邊位置。接下來，點一支紅色蠟燭，放在南邊。點一些香品，放在東邊。最後，用一個盤子或花盆裝一些新挖的泥土，放在祭壇的北邊。把寶石放在這些東西的中央，讓它們獲得淨化。

當一切準備就緒之後，讓你的心靜下來，用慣用手，拿起一顆寶石。將你的注意力投向那盆泥土，把寶石放在上面，用新鮮的泥土蓋住它，說能產生效果的話：

我用泥土淨化你！

把寶石放在那裡幾分鐘，同時觀想泥土吸收了寶石的雜質。然後拿起來，把泥土清乾淨，握著它在燃香煙霧裊繞的地方，從右到左，經過香煙中九次，說類似這樣的話：

我用風淨化你！

接下來，讓寶石快速的穿過蠟燭火焰幾次，說：

我用火淨化你！

火會燒掉所有的負能量。

現在把寶石放進水中，說下面的話或是你自己的話：

我用水淨化你！

觀想水把它洗淨。

把寶石放進水中泡一會兒，然後用布擦乾，用你非慣用的手握住它。

這顆寶石「乾淨」了嗎？如果還沒有，有必要的話，再重複這個簡單的儀式幾次，直到你確定淨化工作已經完成為止。儀式做完後，把寶石放在一個特別的地方，準備以後用在魔法上。

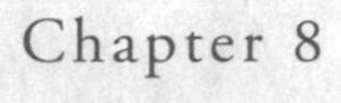

Chapter 8

寶石中的故事

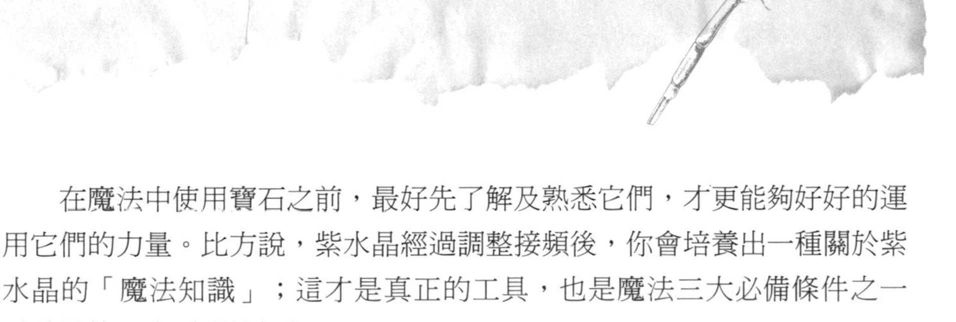

在魔法中使用寶石之前，最好先了解及熟悉它們，才更能夠好好的運用它們的力量。比方說，紫水晶經過調整接頻後，你會培養出一種關於紫水晶的「魔法知識」；這才是真正的工具，也是魔法三大必備條件之一（請見第二章〈魔法〉）。

剛開始可輪流對十種左右的寶石冥想，當這些寶石進入你的生活中後，可再慢慢增加其他種類的寶石，就像舒俱萊石最近才剛進入我的生活中。當某個魔法儀式需要用到寶石時，你會知道要使用哪一種寶石。

逐一了解每一顆寶石是比較好的方式。比方說，如果你想研究黃水晶，卻是早上研究黃水晶，下午研究東陵石，那麼你跟這些寶石的連繫不會那麼好。最好一天只研究一種寶石，如果當天已經對這種寶石做過三次的研究冥想和調頻後，感覺沒有問題了，這一天的其他時間，只要多看當天研究的那一種寶石幾眼，或是把它握在手中片刻去感受它即可。

想「聽到」寶石中的故事，你可以嘗試下列的方式：這個方式是巫師為了得到最佳的感應而設計的，讓寶石來教你。宇宙時時刻刻都在對我們所有人說話，記得要去傾聽！有必要的話，先淨化寶石（請見第七章〈淨化礦石和寶石〉），然後撥出一段時間，可能大約半小時，或依你想跟寶石做哪些練習而定。

找一個安靜的地點，當其他的家庭成員都入睡後，可能是在你的花園或客廳裡，或是附近森林的寧靜山谷。即使是城市中的公園或屋頂也可以。理想上來說，任何戶外的地點都比室內更好，不過，你盡力就好。

這是兩段式的寶石練習。第一段是利用通靈力、潛意識、深層表意識，即「右腦」。第二段是利用智識、意識、社會控制心智，即「左腦」。

以舒服的坐姿坐在寶石前面的地面、地板或桌子前的椅子上坐下。寶石應該放在觸手可及的地方。閉上眼睛，傾聽你自己唸的密咒、你的呼吸。讓你的表意識安靜下來，有節奏的深呼吸。

繼續閉著眼睛，用你非慣用手（右撇子是指左手，左撇子是右手）。讓手保持在離地幾英吋的地方，輕輕的前後移動。把你的注意力或你的感應覺知，集中在這隻手的手掌上。你是用感覺去尋找這塊寶石，不要刻意去感覺寶石的能量，只要讓你自己自然的去感應。

比方說，我拿一小塊白水晶來做這個練習。當我的手經過它的上方時，我可能會感覺一股強烈的能量從寶石中往上散發出來，也許我手掌的某個點感覺到一股溫暖的跳動感。當我把手移開水晶所在的地點後，那個感覺就停止了。再次經過寶石上方時，那股能量流又竄進我的手掌中。這樣說可能有點奇怪或超自然，但這是使用我們的感知非常自然的方式，而且這對使用魔法很重要。

當你找到那塊寶石後，再次用你的感知力決定寶石確切的地點，把它拿起來。你的手指應該能準確的握住它，如果不行的話，再練習一次。

你的眼睛仍然閉著，運用你的通靈意識，用你的吸納性的手握著這塊寶石一會兒，現在你更靠近源頭了，應該比較容易探測到它的能量了。你感覺怎麼樣？

它有影響你的心情嗎？你有更快樂嗎？更平靜嗎？更有精力嗎？更激動嗎？

仍然閉著眼睛，在離你的身體幾英吋的距離，慢慢的上下移動這塊寶石，從你的肚子的地方慢慢移到頭頂上。你有感覺任何的不同嗎？

你有感覺寶石的能量在你體內嗎？幾乎像陽光般溫暖的感覺，或是像月光般清涼的感覺？

接下來，把寶石移到你的慣用手，感覺這塊寶石，它是否平順、光滑或粗糙、有條紋（是波紋還是溝槽）？它會鬆軟易碎嗎？摸起來是涼涼的？還是暖暖的？當你感受完後，再感覺寶石的重量。感覺是輕的？還是有點重？

記住這一切（如果有的話），記住所有的印象、感覺和情緒影響力。

張開眼睛，看著這塊寶石。心中想著你剛才得到的所有資訊，用眼睛去研究它。當然你之前已經看過這塊寶石了，不過從沒用這麼多的感官覺察力去看它。

凝視它一會兒，也許像是初次見到它的感覺。用薩滿的眼睛去看它，用你的視覺去透視它，分析它，靈活運用你的表意識。

它是什麼形狀？如果沒有被寶石工匠處理過，是天然光滑的水晶，還是一塊粗糙的礦石或是被水磨亮的寶石？如果是水晶，它到底有幾個面？它是有規律的或是不平衡的形狀？光滑或是有深層的凹槽？

現在專心看寶石的顏色，讓它充滿你的意識。它的顏色是濃烈的還是淺淡的？鮮豔還是暗沉？看起來舒服還是不舒服？它會影響你的心情嗎？這個顏色，會讓你在魔法上或其他方面聯想到什麼嗎？

這塊寶石是不透明、半透明還是完全透明的？

讓寶石回答你這些問題，像醫生對病人那樣研究這塊寶石，然後寶石會告訴你，透露出它的魔法性質和用途。

當你感覺你的注意力不太能集中，或只是覺得無聊時（這是「對話」已經結束的好徵兆），尤其你被打斷後，更容易發生這種現象；雙手握著寶石，舉向天空，再移向地面，然後用它壓一下肚子。這是定義練習時段結束的簡單儀式，用寶石做出這些象徵性的動作，向上方和下方的所有能量表達「這個練習課程結束了」。

現在閱讀本書或其他書籍中，關於這個寶石的魔法資訊，看看內容是不是跟你發現的一樣。如果你是喜歡做記錄的人，可以把這次練習的總結寫下來。若你有興趣的話，可在寶石調頻練習後，在白天或晚上隨身攜帶或配戴這塊寶石幾個小時，在配戴寶石的期間，去感受自己有什麼改變。或是把這塊寶石放在一個安全的地方，也許放在你的祭壇上，或是放進你的魔法袋裡。

現在你的寶石冥想結束了。

請注意，如果你覺得有必要的話，一天當中想做多少次都沒關係。你可能只要練習一個時段就能擁有所有的資訊，但也可能需要練習好幾次。你可以嘗試白天做上半段「意識」部分，晚上做另一半「潛意識」的部分。日出或日落時分是做這種練習的最佳時段，因為它們象徵通靈意識（晚上）和分析意識（白天）的轉換。

如果你有朋友在魔法上使用寶石，可詢問他們對這些寶石的印象。如果你願意的話，可跟人分享資訊，因為沒有人能完全掌控這種事情。記住，其他人的印象可能跟你的觀點相差甚遠。

當然，這個感覺可能蠻複雜的，畢竟，沒有這種儀式的話，難道寶石就無法產生魔法效果嗎？也許可以，當然，有時候是可以的。但在寶石魔法中，我們在天然材料中感受到的力量，只是我們使用的部分能量，寶石通常是當作取得**個人的力量**的聚焦點，讓我們激發體內力量的物件。透過儀式，我們會將個人的力量釋放到寶石中，寶石的功能就像某種鏡片，能聚焦和集中能量，同時增加它們本身的「傳導力」，然後這個能量會向外傳送給魔法目標。

我們對寶石、形狀、顏色和力量具有精通的知識，能讓我們跟寶石取得更牢固的連繫，讓一種更準確、更強大的能量投射進寶石中。也許魔法師沒有熟悉這些工具，寶石魔法也能產生效果。但是就像勤練與強烈的意願，能讓普通的削木工成為優秀的雕刻師，做這些寶石練習，也能決定使用魔法的效力程度。若是略過這項練習，就等於錯過了一半的魔法。

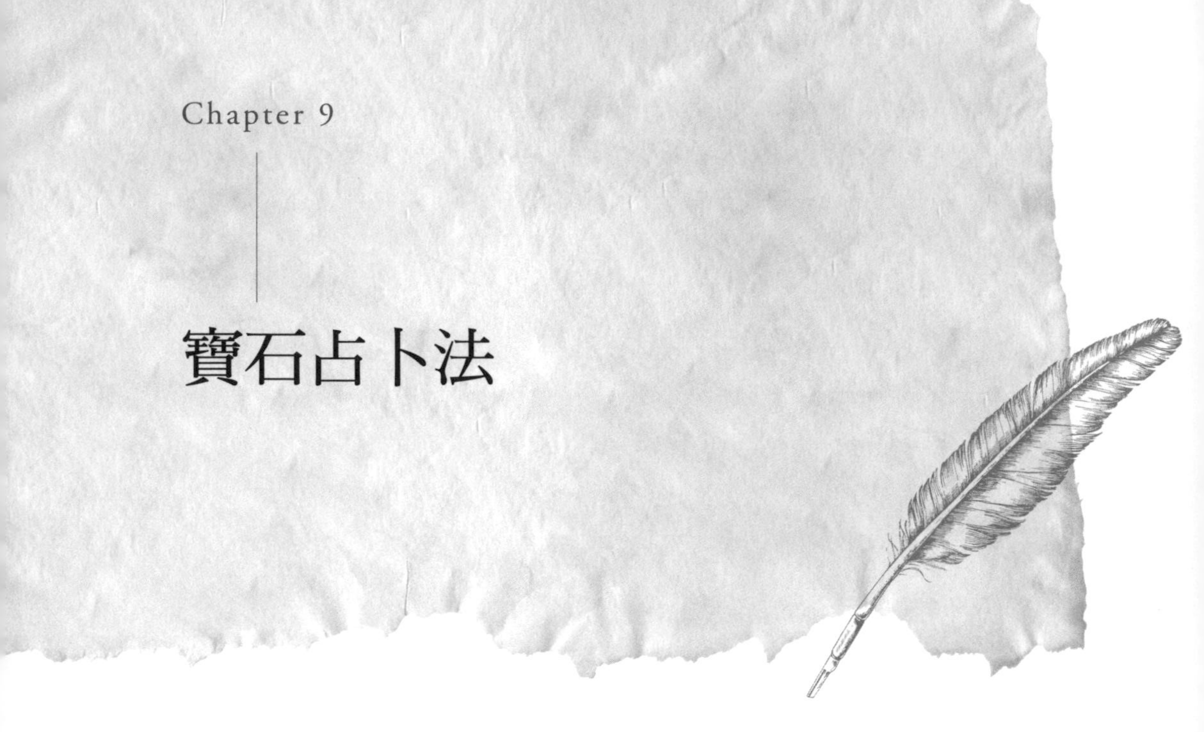

Chapter 9

寶石占卜法

占卜，是利用各種工具提供對未來的驚鴻一瞥的魔法過程，塔羅牌、解讀天上的雲朵，或凝視杯中茶葉形成的圖案等，都是占卜的方式。對於下意識無法隨意通靈的人來說，有需要的時候，占卜就是次好的選項。當我們要舉行這種魔法時，會集中意識去解讀呈現於面前的象徵符號，讓符號連結我們的通靈意識。象徵符號，如錢幣、盧恩文石、雨滴在窗戶上的圖案，都只是讓我們解開通靈覺知的鑰匙而已。

這些成千上萬種的占卜方式，在歷史上已經被所有的文化人種使用過。有時候是由一般人自己舉行儀式，有時候是由女祭司、大祭司或薩滿舉行。對「未來可能發生的事件」的知識探索，到現在仍然存在。

我所說「未來可能發生的事件」，是因為沒有任何事情像刻印在石頭上一樣無法改變。未來並未事先畫好藍圖，我們的生活並不是根據某種神性的計畫展開。我們每天時時刻刻都在創造自己的未來，我們的生活就是自己選擇決定的結果。就像我們可以決定自己的未來那樣，如果我們允許的話，其他人也能影響我們的生活。

宇宙的力量起起落落，也對明日的成形添加了它們的能量。這些產生影響力的因素令人無法理解。幸好我們不需要了解這些過程也能預見未來，我們只需要選擇自己的工具，在儀式中運用它們，來聯繫存在於我們每個人心中的通靈覺知。

寶石占卜法是古代很棒的一種技藝，當你有某個重要的抉擇需要指引時，可尋求寶石的幫助。如果你一想到未來即將發生的某個事件便心懷恐懼的話，可尋求寶石的指引。如果你不確定你要舉行的魔法儀式能否達到你想要的目標，可使用寶石占卜法讓一切變得更清晰明瞭。這很容易會變成一種依賴，有些人不諮詢靈媒就不肯走出家門，這種事聽起來雖然像陳腔濫調，但卻真的經常發生。占卜不是神性指引，也不是日常生活的必需品。占卜可以幫我們做決定、警告我們可能遇到什麼危險或是疾病、對某個問題提供不同的觀點。

大部分的占卜系統都具有某種「機會」因素，這得看是使用哪一種工具，以下例子就是「寶石」來幫我們解開明日的祕密。隨意從一個袋子中拿出一塊寶石，洗牌後抽出塔羅牌，或是擲出易經的算命籤，或用錢幣給占卜帶來機會。以某種程度來說，我們讓宇宙（大自然、神祉）來決定，哪顆寶石或牌卡最適合幫我們解答問題。其他的占卜方式，得靠跟潛意識達到更直接的溝通方式；比方說，擺錘，就是一種靠握著它的手和手臂，產生搖擺的細微動作的工具。這些動作是由通靈意識造成的，並藉由解讀它的動作來得到答案。有些占卜類型是同時利用上述的兩種系統。

如果你的意識可以隨意通靈，你就不需要使用占卜工具。如果不是的話，你可能會想運用本章描述的其中一種系統。這樣的話，要記住以下這幾件事：

你可能需要做好幾次才能適當的運用占卜方式，以正確的心態來使用它，用呈現在你面前的象徵符號，來打開你的通靈覺知。

未來並不是預先設定好的，如果你看到某些讓你困擾的內容，你可以透過魔法來改變它！如果出現在你面前的是不合理的美好景象，你可能要問你自己：我現在解讀的是我想要的結果嗎？我有正確運用這個占卜系統嗎？這個占卜系統適合我嗎？（換句話說，它有跟我的通靈意識溝通嗎？）

占卜是出於必要。如果一段坦誠的談話，例如打幾通電話、寫幾封信或者專心考慮幾分鐘，就能成功釐清你的問題，那就先試著做這些事情。如果這些都不管用的時候，再運用寶石占卜法。

凝視寶石占卜法

凝視占卜法，即盯著某個會發光、發亮或反光的物體表面沉思冥想。

凝視寶石占卜法，很可能是最出名的占卜法，幾千年來，磨得發亮、會反光的寶石一直被用來培養通靈覺知。大部分的人都聽過普遍存在的「水晶球」，這種魔法工具就是一種白水晶的球體。清澈的大顆水晶球可能要一千到一萬美元，但小一點的水晶球，只有一英吋或更小的只要二十美元就買得到了。廉價電影中七吋的水晶球是用玻璃或塑膠做的；六吋的水晶球很罕見也很昂貴，不過，幸好這並不是必要的。

水晶不是唯一能選來當作凝視占卜法的寶石，很多其他種寶石也能用來做凝視占卜工具。平面的方形黑曜石，在古代的墨西哥很受喜愛；在文藝復興時期，球形或卵形綠柱石是比較受歡迎的選擇。但在很久以前，白水晶球是最吸引大眾想像力的種類。

這個指南是提供給有興趣用白水晶球做凝視占卜的人作參考，記住，這只是一個指南而已。跟魔法中的每件事情都一樣，依照你的直覺告訴你的去做就對了。得到你的寶石球後，用水洗乾淨，擦乾後用黑布、黃布或白布包起來。

傳統上，用來做凝視占卜的水晶球，絕不能暴露在陽光下，因為據說這樣會阻礙跟通靈意識連結的能力（或許你相信會這樣，它就會變成這樣）。

不過，可以用月光來淨化水晶球。滿月期是為你的魔法用途水晶球做淨化和「補充能量」的最佳時期，這樣就能獲得成功的占卜。

把包著布的水晶球拿到月光下，打開布，雙手捧著它，朝月亮的方向舉起來。感覺清涼的月光灑到你身上，看著月光（透過觀想）湧進水晶裡，透過你的能量調整它的頻率，然後觀想你自己成功運用這個水晶球做凝視占卜。

幾秒鐘後，再把水晶球包起來，這樣就完成了。

至於凝視占卜，有以下幾點提醒：

- 最好在晚上做，象徵性的意義是：夜晚主宰通靈意識，而且，被打斷的機率很可能也比較少。
- 找個安靜的地點，舒適的坐著。把水晶球放在桌上的托架上，或是用雙手捧著它。
- 燭光對凝視占卜也有傳導性，不過有人說蠟燭火焰在水晶球上的反光會干擾人，有些人則覺得這能幫他們進入適當的占卜狀態。

可以實驗看看，哪一種最適合你。剛開始你可能要把白色或黃色蠟燭放在你的背後，然後再把蠟燭移到兩邊，最後用幾支蠟燭環繞水晶球。

當你、水晶和蠟燭都擺在適當的位置後，放輕鬆，閉著眼睛深呼吸幾秒鐘。把白天的憂慮、壓力和煩心事都忘掉。放鬆你的身體，放鬆你的心。然後睜開眼睛，雙手握著這個水晶直到它變暖為止。

有些魔法師說，除非完成這個步驟，否則寶石魔法不會起作用。當你的雙手暖化寶石時，你的身體會將個人的力量釋放到寶石中，在這個過程中，可觀想你想詢問的領域。

現在把寶石放回托架上，或是繼續握在手中，看你覺得哪種方式比較舒服。

繼續放鬆，凝視著水晶。不要毫不眨眼的緊緊盯著它的深處，只要凝視就好。想眨眼就眨眼，在凝視占卜中，你一定要保持平靜和放鬆。

當你凝視著水晶球時，心裡要記住：水晶是通靈、水（通靈元素）、你需要預測未來的象徵物。

如果情況順利的話，你會接觸到你的通靈意識，並跟它取得溝通，你的意識覺知會接下去做後續的工作。

你會看到影像嗎？
（可能不會，水晶不是電影螢幕。）
你可能會看到幾團煙霧在水晶球裡旋轉
（這個很平常，不過很少人會在水晶球裡看到影像。）

不，如果你看見影像的話，應該會在你腦中的螢幕看到他們。在凝視占卜時看見的影像經常是象徵性的，並不是像播放通靈的未來事件新聞畫面那樣。你可以盡量解讀這些象徵圖像。

如果你看不到畫面，腦中可能會出現一些不請自來的思緒。文字、詞語或完整的句子在你的通靈意識中突然「冒出來」。

不管你看見什麼或想到什麼，不管是在水晶球裡的畫面，或是在你心中出現的文字或詞語，試著把這些跟你的問題或你詢問的領域產生聯想。

文字很簡單，想想看，這些文字對你有任何意義嗎？它們很隱諱，還是很清楚？

象徵物比較困難，舉例來說，如果你的問題是，不知道搬家這個行動好不好，你看到蝙蝠在幾條扭動的蛇上方飛行的畫面，然後解讀這些象徵符號。對某些人來說，蛇跟智慧有關，蝙蝠代表幸運，所以，搬家似乎是好事。然而，如果你怕蛇，覺得蝙蝠很噁心，你的象徵符號則建議相反的結果。

現在了解它是怎麼運作的嗎？象徵符號是潛意識的語言，雖然我們大家說的語言可能都一樣，但我們使用不同的方言。因此，通靈意識使用的個人語言對別人可能毫無意義。

如果你找不到或買不起水晶球，或者不想用水晶球，還有其他種類繁多的寶石可用在凝視占卜法中。任何會自然反光的寶石，大部分的水晶和那些似乎具有變動能量的寶石，都可以用來當「通靈覺性的鏡子」。這些寶石包括貓眼石、月光石、太陽石、虎眼石、星光紅寶石、蛋白石和很多其他種寶石。

把這顆寶石拿到陽光下或月光下，或是握著它靠近一支蠟燭。讓你的表意識安靜下來，在雙手中慢慢地移動寶石，同時觀想你要詢問的領域。

這樣做幾分鐘，不要刻意讓任何事發生，只要等待寶石中出現奇怪的東西，你的雙手受到催眠產生動作，能解開你的表意識阻礙通靈輸入訊息的束縛。然後，再次解讀你看到的任何象徵符號。

五十顆寶石占卜法

這是一種完全不同的寶石占卜法，雖然我也很想在這個儀式中使用五十顆翡翠，但寶石的種類並不重要。如果財務許可的話，可使用能誘發通靈力的寶石，例如紫水晶、海藍寶石、黃水晶、白水晶、月光石等作搭配，或是使用你現有的任何寶石。因為宇宙（機會、女神、生命體或上帝）會為你的問題提供答案，不需要解讀象徵符號。

是的，這種占卜法有侷限性，不該太認真看待它，但它很可能會提供你需要的答案。

用尺寸大小相似的五十顆寶石裝滿一個袋子或箱子，心中想著你的問題，手伸進袋子裡，拿出一把寶石。把這些寶石放在平坦的地方，然後數一下你剛才隨機選的寶石數量。

單數表示對情況有利，好的答案，成功。

雙數表示對情況不利，壞的答案，失敗。

七彩寶石占卜法

這種占卜法是使用寶石的顏色，來提供有關未來的線索。你會需要七顆寶石，每顆寶石顏色要不一樣，但尺寸要相近。把這些寶石放在柔軟的布袋裡，當你需要指引時，隨機從袋子裡拿出一顆寶石。它或許能回答你的問題。如果不行的話，再選一顆，把它們放在一起「解讀」或詮釋。

這裡有一份推薦寶石的清單，還有建議的占卜涵義。不過，要記住，這些只是一般大眾跟這些顏色的聯想。如果它們不適合你，你可以找屬於你自己的或是修正我提供的清單。

顏色	推薦寶石	象徵
紅色	紅寶石、紅碧玉、紅瑪瑙、薔薇輝石、紅碧璽、石榴石	憤怒或其他毀滅性的情緒、出生、改變、性、熱情、結束、能量、衝突
粉紅色	粉紅碧璽、粉紅水晶、粉紅方解石、紅紋石、紫鋰輝石	象徵愛、友情、和平、喜樂、感情關係、家人、互換
橘色	紅瑪瑙、琥珀、黃水晶、虎眼石	象徵啟發、個人力量、精力、成長
黃色	黃碧璽、托帕石、黃螢石	象徵保護、溝通、旅行、變動、父換
綠色	翠玉、翠綠橄欖石、孔雀石	象徵成長、金錢、接地、健康、繁殖力、生意買賣
藍色	天青石、海藍寶石、方納石、藍水晶、藍碧璽、綠松石、藍寶石	象徵祥和、睡眠、療癒、淨化、情緒、潛意識
紫色	舒俱萊石、鋰雲母石、紫水晶	象徵靈性、進化、神祕主義、擴展、輪迴轉世

你要怎麼解讀這些寶石？我來舉一個例子好了。

比方說，我在想是什麼事情讓我最近這麼沮喪。我已經情緒低落好幾個禮拜了，卻不知道為什麼。

於是，我讓心靜下來後，拿出我的寶石包，伸進裡面，拿出了一顆綠色寶石。第一個閃過我腦海中的事情是金錢。因為我想得到更多的訊息，於是再抽出了一顆紅色寶石。我看到它時，「精力」這個詞出現在我腦海中。金錢和精力，而我問的是關於沮喪情緒的問題。

我這陣子這麼沮喪，是不是因為我賺的錢不夠多？不，不是這個原因。會不會是我沒有把足夠的精力（工作）投入到賺錢這件事上？有可能是這樣，我分析了一下，似乎沒錯。

我找到了一個可能造成我沮喪的原因，現在我該怎麼辦？

用魔法改變我現有的情況，把負面的變成正面的。多工作可能會有幫助，但使用魔法能得到更多的幫助。我可能會想隨身攜帶或配戴綠色和紅色寶石，督促我去做我該做的事情。

了解了嗎？

雖然，也許不是每次都這麼簡單，但可以試試看。運用這個方式或使用任何系統來取得它的禮物。

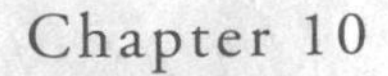

Chapter 10

寶石塔羅占卜法

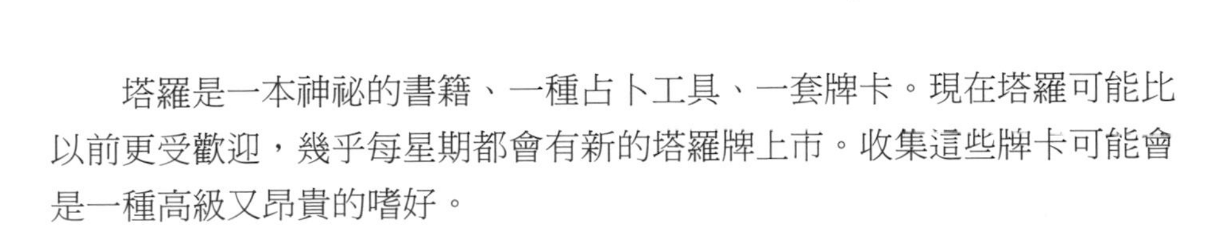

塔羅是一本神祕的書籍、一種占卜工具、一套牌卡。現在塔羅可能比以前更受歡迎，幾乎每星期都會有新的塔羅牌上市。收集這些牌卡可能會是一種高級又昂貴的嗜好。

第九章中概述了一些利用寶石占卜的方式，本章會說明更複雜的形式——寶石塔羅占卜法。這個就像大家熟悉的形式，只不過，我們不是使用繪有象徵符號的牌卡來指引未來的趨勢，因為寶石本身就具有這種象徵性。因此，並不是靠研究牌卡的象徵符號來解讀情勢，占卜者是要研究寶石，記住它們的象徵性意義。

一般來說，寶石塔羅跟最受歡迎的大阿爾克那塔羅牌有關，例如萊德偉特塔羅牌（Rider-Waite deck）。我試著消除基督教對這種牌卡的影響力，使用更早期的關聯和對應牌卡的命名。

確切的說，這種系統的象徵跟威卡教有關。第三張塔羅王牌在別處的名字是皇后，在這裡的名稱是女神。橄欖石、翠綠橄欖石、綠松石或其中一種魔法替代寶石可當作這張牌的寶石。女神代表宇宙力量、潤澤、女性、滋養和創造的層面——吸納性的能量。女神在威卡教中定位為一半的神祉，另一半是天神，在此以紅寶石來代表萊德偉特牌中的皇帝牌。

這種寶石塔羅由二十二顆寶石組成，最好是使用尺寸大小相近的寶石，不過，你不需要拿房子去貸款，買一顆巨大的翡翠來搭配錢幣大小的粉紅水晶。打磨過的滾石最適合寶石塔羅，但也可以用水晶（如果你不贊同我對寶石和牌卡之間設定的關聯，沒關係，你可以創造一套自己的系統）。

取得二十二顆寶石（沒有完整的數量，就無法運用這種魔法），淨化每一顆寶石。如果你對任何寶石不熟悉的話，那就按照第七章描述的那樣去熟悉它們，直到你了解它們的象徵性和魔法用途為止。

當你做完這件事後，閱讀本章中為每一顆寶石提供的占卜資訊。一次調頻一顆寶石，將資訊跟寶石連繫在一起。在你了解每一顆寶石之前，最好先不要使用寶石塔羅占卜法。當然你可以參考我在本章中提供的占卜涵義，但這種類型的占卜效果不是最好的。在占卜時依賴文字是有侷限的，當你低頭看寶石，它們所代表的整體印象應該會自動「閃現」在你的腦海中。

當你查看每一顆寶石時，回想它的占卜涵義。看看它跟其他的寶石之間的關係，它們相關的位置。這種資訊能解開你的通靈覺知，讓你找到一個答案，釐清某個情況，或預知未來可能發生的事件。

當你不使用時，把這些寶石放在黃色的布袋裡，或是某種合適的容器中。定期把寶石拿到外面沐浴在月光下。

另外，當你要做寶石占卜的時候，配戴如青金石、月光石、藍銅礦這類能激發通靈力的寶石，或是其他能幫助你接通通靈覺知的寶石。如果你有興趣的話，可燃燒黃色蠟燭和檀香，也可在你自己身上擦上晚香玉、肉豆蔻、檸檬草或檀香的精油。這樣的方式和寶石的訊息會變得很容易出現，你就能夠施展寶石塔羅占卜法，也能夠毫無困難的解讀它們，這是可行的！

為了提供快速的參考，以下列出大阿爾克那塔羅牌和跟它們對應關聯的寶石。我在括號中包含了更常用的名稱。

大阿爾克那塔羅牌	對應的寶石	大阿爾克那塔羅牌	對應的寶石
愚者	瑪瑙	正義	紅瑪瑙
薩滿（魔法師）	白水晶	啟蒙（倒吊人）	綠柱石、海藍寶石
女祭司	翡翠、珍珠	改變（死神）	琥珀
女神（皇后）	翠綠橄欖石、橄欖石、綠松石	節制	紫水晶
天神（皇帝）	紅寶石	蠢事（惡魔）	黑鑽石、黑碧璽、任何相符的黑色寶石
酋長（教皇）	托帕石	威力（塔）	天然磁石、火山岩
戀人	粉紅水晶	星星	隕石、任何星辰寶石
四大元素（戰車）	十字石、十字紋石、任何交叉相連的水晶	月亮	月光石、玉髓
力量	鑽石、赫克美爾鑽石、石榴石	太陽	虎眼石、太陽石
智者（隱者）	藍寶石、藍碧璽	復活（審判）	化石
螺旋（命運之輪）	纏絲瑪瑙、黑蛋白石	宇宙	蛋白石、紫鋰輝石

我在上面的列表中建議了一或兩種寶石。如果你無法得到某些寶石，可以使用任何一種魔法屬性相符的替代品，只要它們沒有用來代表其他張牌就可以使用。舉例來說，雖然翠綠橄欖石可以用來代替翡翠，但你已經將它指定給女神（皇后）牌了，那你就不會拿它來代表女祭司。

寶石塔羅占卜法的象徵意義和占卜涵義

大阿爾克那塔羅牌	寶石	象徵意義
愚者	瑪瑙	能量散亂、奢侈、浪費、心不在焉、不平衡、傲慢、自負、驕傲、虛榮
薩滿	白水晶	魔法成就、控制、力量、平衡、集中、身心統一、自我了解、深度、自信
女祭司	翡翠、珍珠	靈性、祕密、力量、大地信仰、未知、女性的神祕
女神	翠綠橄欖石、橄欖石、綠松石	吸納性能量、女人、週期、繁殖力、創造力、豐盛、成長、愛情、女性性能力、金錢、母親
天神	紅寶石	投射性能量、男性、慈悲、力量、變動、侵略性、男性性能力、父親
酋長	托帕石	權威、囚禁、限制、拋棄、忠告、雇主、榮譽、科技
戀人	粉紅水晶	愛情、性能力、親密關係、友情、二元性、兩極、共生、平衡、美麗、家人
四大元素	十字石、交叉石、任何交叉相連的水晶	大地力量、大自然、自我控制、勝利、成功
力量	鑽石、赫克美爾鑽石、石榴石	力量、勇氣、意志力、活動力
智者	藍寶石、藍碧璽	智慧、知識、神祕主義、覺悟
螺旋	纏絲瑪瑙、黑蛋白石	轉變、運氣、好運、外在的能量、未知因素
正義	紅瑪瑙	法律、法律問題、支配、順從、外在權威
啟蒙	綠柱石、海藍寶石	內省、試驗、考試、犧牲
改變	琥珀	更新、開始、結束、健康問題、試驗
節制	紫水晶	適度節制、能量散亂、注意力不集中、封閉、自律、平衡
蠢事	黑鑽石、黑碧璽、任何相符的黑色寶石	成癮症、妄想、憐憫、沮喪、暴力、卑鄙、缺乏遠見、受他人控制、順從
威力	天然磁石、火山岩	逆境、意外、挑戰、壓迫

大阿爾克那塔羅牌	寶石	象徵意義
星星	隕石、任何星辰寶石	宇宙的能量、天文學、月蝕、旅行、希望
月亮	月光石、玉髓	通靈感應力、情緒、沮喪、夜晚、冬天、睡眠、夢、潮汐、磁力、水
太陽	虎眼石、太陽石	心理活動、過度理智、思維、觀想、滿足、雇用、白天、夏天、四季
復活	化石	逆轉、結果、進化、成長、生命、分娩、功課
宇宙	蛋白石、紫鋰輝石	相互影響、成功、變動、採收、概觀、能力、完成、高等力量

坦白說，這些描述都蠻隱晦的。正如前一章解釋的那樣，運用任何一種占卜時，占卜者都得解讀象徵性的意義。

要用寶石塔羅占卜法做諮詢時，最簡單的方式是觀想你的問題，或是你感覺需要幫助的那個領域。

做觀想的同時，手伸進你的寶石袋裡，拿出一顆寶石來。如果你跟寶石的頻率協調，如果你已經熟悉了這些寶石，心裡記住了它們的涵義，你可能只要看一眼那顆寶石，就會說：「對，沒錯，當然是這樣了。」

當你這麼做卻感覺第一顆寶石無法給你完整的答案，可再選另一顆寶石，把它們放在一起解讀。

比方說，我很好奇，不知道我正在考慮的新書計畫，值不值得我投資時間和精力。我打電話給我的出版社，跟他討論這件事，我還「拷問」我的朋友們，逼他們告訴我他們的想法，可是我還是不確定。然後我伸進塔羅寶石袋裡，抽出一塊寶石（記住，我並沒有刻意去選擇任何一顆寶石，即使我用手指就能分辨出每種寶石的不同點），但我只是讓自己的潛意識去選擇寶石。感覺它在我手中的能量，我低頭一看，看到一顆蛋白石。蛋白石——我看到它時，心中出現的第一個想法是「宇宙、成功、變動和完成」。這裡也有收穫和能力的意思在裡面，所以這本書似乎會成功。

諮詢寶石塔羅還有一些更複雜的方式，稱為「陣法」。在這裡，把幾顆被選中的寶石，以某種特定的圖形放在平坦的桌面或地面上，然後以這種圖案的關聯方式，以適當的次序來「解讀」這些寶石，心中要記得某顆寶石周邊還有哪些寶石。

有無數種不同的陣法可以讓你使用，以下簡單介紹其中兩種，你也可以編出自己的模式來。

三顆寶石陣法

這個方法很適合分辨某個問題真正的本質，或是對你的人生做一個總體的觀察。

把一顆寶石放在偏左邊的位置，代表影響你目前情況的最近的過去。

把第二顆寶石放在第一顆寶石的右邊，代表你目前的情況。

第三顆寶石放在第二顆的右邊，象徵未來。

把這三顆寶石放在一起解讀。

| 五角星型陣法 |

把寶石排列成粗略的五角星型圖樣，畫一張五角星圖，其中一個角朝上，然後把寶石放在這張圖上。

把第一顆寶石放在右上角，代表跟這個問題有關的情緒問題，包括你自己和別人的情緒。

把第二顆寶石放在右下角，代表衝突、束縛和你可能沒注意到的假象。它也代表不得不面對的阻礙。

第三顆寶石放在左下角，代表問題的根基，它存在的基本成分，在問題背後產生作用的力量。

把第四顆寶石放在左上角，象徵你現在對這個主題的想法，這些想法可能會阻礙你或幫助你。

第五顆寶石放在最頂端的尖角處，象徵最後的結果。

按照你擺放五角星陣法的次序來解讀它，你可以在解讀前先把五顆放好，或者擺好一顆就解讀一次。

記得判斷每一顆寶石時，它和周圍其他寶石間的關係也要考慮進來。

因為篇幅有限，這個只是對寶石塔羅占卜法的簡單介紹，運用此占卜法的人，可以在這個領域中，自行將它進化成一個獨特的個人系統。如果它對你有用，那就使用它。如果你不喜歡我將寶石和塔羅牌聯繫對應的涵義，那就改變它。每天練習以後，你就會發現寶石塔羅占卜法有多迷人，多準確。

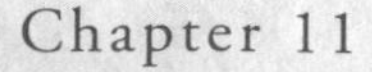

Chapter 11

珠寶魔法

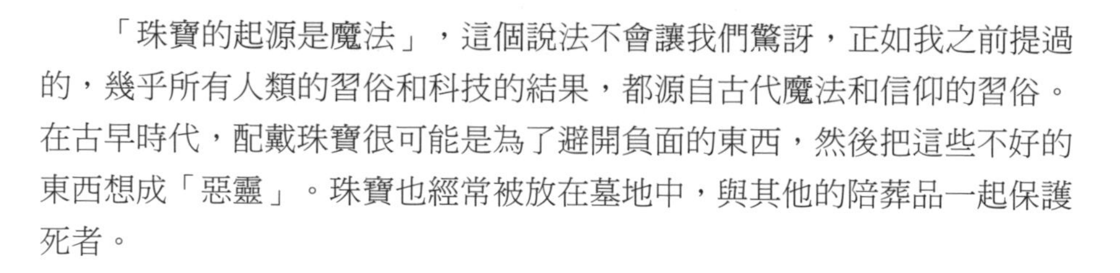

「珠寶的起源是魔法」，這個說法不會讓我們驚訝，正如我之前提過的，幾乎所有人類的習俗和科技的結果，都源自古代魔法和信仰的習俗。在古早時代，配戴珠寶很可能是為了避開負面的東西，然後把這些不好的東西想成「惡靈」。珠寶也經常被放在墓地中，與其他的陪葬品一起保護死者。

根據物體製作的形狀來感應它裡面的能量，某些特定的寶石、金屬跟人體的部位、器官有關聯，人們會配戴這些寶石來保護健康。後來寶石、金屬、動物的角、羽毛、骨頭和很多其他的材料，都因為它們具有吸引愛情、健康、金錢和其他生活必需品的力量，被人當裝飾品配戴在身上。

一開始，人類察覺到地底產生的天然物體具有能量，就把它們應用在儀式中。當採礦、冶金和寶石工藝變得越來越複雜時，人工製作的物品也開始被運用在魔法中。當唯物主義勝過自然主義時，珠寶流傳下來後純粹成為裝飾品，或者是定義階級的宣言。沒錯，珠寶在儀式中有不同的地位，如訂婚戒指和結婚戒指，但是這些也已經失去原始的魔法訊息了。

本章會簡短的探索珠寶在過去和現在的力量和象徵，直到十九世紀之前，在大部分的西方國家，珠寶的歷史就是魔法的歷史，古書中對這個迷人的主題含有豐富的資訊。那些想進一步探索珠寶魔法的人可以從〈參考書目〉去找推薦的書籍。

戒指

戒指是一種圓圈，象徵永恆、統一、輪迴和宇宙。在古代，戒指跟太陽、月亮有關，它是一種保護人的物品，一種魔法的護身符，透過它的持續循環性來驅逐負面的東西。

因為它象徵永恆，戒指仍被視為婚姻和其他關係結合的象徵。所有的戒指都曾是魔法或神聖的，即使是女神和天神也戴戒指；在巴比倫的神話學中，太陽神沙馬什（Shamash）和戰神馬爾杜克（Marduk）的故事裡有提到戒指。戒指也跟黃道帶、陰陽、魔法師和威卡教的「魔法之環」有關。他們的魔法歷史既複雜又迷人。

以魔法的觀念來說，戴一個戒指會將你跟力量和能量「連結」。製作戒指的材質，加上你的觀想，就能決定這個能量的性質。

戒指的連結象徵意義非常普及，並廣為大眾接受，後來很快在宗教和魔法中受到一些限制。古希臘和古羅馬的各種神祉祭司，在進入神聖的地點時會脫下戒指，有人還被禁止永遠不准戴戒指。在古代，要出門去找神使之前，不准吃肉，還要避免性行為，也不能戴戒指。即使是現代，有些薩滿在舉行魔法儀式之前，會解開身上所有的繩結，脫掉手上的戒指。因為戒指會把能量保存在體內，人們也認為戒指會阻礙力量的釋放。在做任何類型的魔法活動時，或要將個人的力量傳送到魔法需要的地方時，戒指成為禁忌，是因為他們相信戴戒指會降低魔法的效果。在靈性儀式中，我們要開放自己給高等生靈，他們認為戒指會阻礙這個過程，因為它具有限制的特性。

戒指的外觀或吸引力，當然還有這個物體的價值，在魔法上是最不重要的一點。戒指是否使用金屬或寶石的材質，才是唯一為了魔法用途選擇戒指的主因。現在，在超自然商店裡可以買到魔法戒指，有時候也可以為特定的儀式目的訂製戒指。更好的方式是，很多魔法奉行者，都會藉著寶石工藝技術製作自己的戒指。

戒指戴在哪一根手指上也具有重要的魔法意義，食指或無名指（ring finger戒指）以前被認為威力最強大。敷草藥時會用無名指敷在身體患部，以便強化治療的效果。因此，具有能加強身體療癒功能的寶石戒指，最好戴在無名指上。在過去的傳統上，訂婚戒指是戴在無名指上，因為據說這根手指有神經直通心臟。翹起中指，在美國通常是當作最惡劣的侮辱手勢；長久以來，戒指戴在這根手指上被視為會帶來不幸。

項鍊

項鍊只是戴在脖子上的大型圓環，它的力量和用法跟那些戒指差不多。因為項鍊通常戴在靠近心臟的地方，可以運用在調節情緒上，或是吸引和強化愛情。

在現代的威卡教中，女人通常會戴代表輪迴轉世或女神的寶石項鍊。戴寶石項鍊能增加能量，因為寶石的力量會環繞你自己（連結你自己）；因此，項鍊比分別使用單獨的寶石強大多了。

耳環

耳環是戴在耳朵上的圓環，為了戴耳環而穿耳洞是古老的習俗。以前的人戴耳環，是為了保護耳朵不受邪氣和疾病侵害，後來變成了一種奴隸的象徵，因為奴隸會戴耳環來標示他們的身分。

從古到今，人們會為了各種魔法和宗教原因，在身體上的一些部位穿洞。耳朵可能是最早開始的，印度人會在鼻子上穿洞，除了是為保護功能之外，還有為了裝飾外貌的原因。

民間仍有這類的習俗，一般來說，推薦穿耳洞戴耳環通常是為了強化虛弱的眼睛，若是戴一對翡翠耳環，效果特別好。想治療頭痛的人通常會戴金耳環，不過有些人說，要達到這個目的，一隻耳朵戴金耳環，一隻戴銀耳環會更好。

Chapter 12

石頭咒術

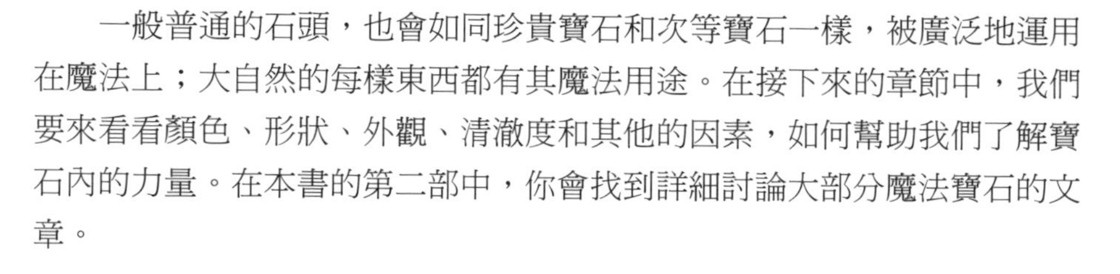

一般普通的石頭，也會如同珍貴寶石和次等寶石一樣，被廣泛地運用在魔法上；大自然的每樣東西都有其魔法用途。在接下來的章節中，我們要來看看顏色、形狀、外觀、清澈度和其他的因素，如何幫助我們了解寶石內的力量。在本書的第二部中，你會找到詳細討論大部分魔法寶石的文章。

這個章節有點不一樣，它包括將你在後院、海邊或是任何大自然中發現的任何一種石頭，運用在魔法中。

在這些咒術中，運用你的觀想和專注的力量，透過石頭來導引能量。在這裡，石頭通常是增加他們自身微小力量的焦點或工具。有的石頭是某種護身石或護身法寶。在〈圓錐體石堆力量〉會詳述一堆石頭從大地中聚集能量，但這些石頭本身的能量不一定很強大。這並不是說石英形成的一塊花崗岩、角閃石和各種礦石本身沒有力量，只是，這類的石頭缺少集中的能量。因為魔法中，大多需要集中的能量，使用普通的礦石比較困難，不如使用紫水晶和紅瑪瑙那麼容易。因此，在接下來的簡單咒術中，不要擔心需要使用哪種石頭，只要使用手邊有的任何石頭即可。

保護

五塊小圓石

到一條流動的溪河處，站在水邊，面向下游，從河床上撿起五塊小圓石。當你這麼做時，心中觀想你需要保護。

當你的手握住這些小圓石時，觀想它們發出保護能量的光芒。這些小圓石很堅硬，而且久遠以來一直受到無數的風吹雨打，它們也能強化你的保護盾。

現在隨身攜帶它們以便獲得保護，如果你願意的話，可把它們放在小袋子裡或是用布包起來，或把它們做成珠寶的形式來配戴。

渡河

如果你不得不渡過一個危險或未知的河流，希望獲得多一層保護，可站在這條河邊，彎下身，從地面上撿起三顆乾燥的小圓石。在你渡河時，隨身帶著這三顆石頭，觀想你自己站在對岸，身體濕了但卻很安全。

等你無災無難的平安抵達對岸後，把這些石頭放回地面上，就可以了。

夜間的保護

如果你晚上走在樹林中，感覺有危險要來了，可撿起一塊小石頭來強化對自己的保護。用慣用手握著這顆石頭，觀想自己就是這塊石頭，強壯、堅固、受到保護。當你完成觀想後，把這顆石頭丟到一棵樹根上，這樣你就得到保護了。

占卜

井

在靜寂的夜晚，拿一顆大圓石到井邊，讓你的心靜下來，把你的覺知集中在你想要詢問的領域。然後讓石頭掉到井水裡，聆聽石頭掉進水裡時產生的水聲，在水聲中，你可能會聽到你問題的答案。

如果聽不到的話，再做一次這個儀式，讓水花濺起的聲音跟你的潛意識溝通。

黑與白

花幾分鐘收集石頭，一半是深色，另一半是淺色。

把它們放在你面前的地面上，詢問你的問題，或者在心裡想著這個問題，閉上眼睛，用幾秒鐘的時間把這些石頭混在一起，然後，用你的左手或是非慣用的手抽出其中一顆石頭。

如果你拿到的是一顆深色石頭，答案就是「是」，或者比較吉祥的答案，如果是淺色的，就是「否」。

金錢和興旺

新年的石子

在新年早晨日出之時，到戶外去找一顆你抬得動的最大顆的石頭，把這顆石頭搬回家裡，放在最顯眼的地方。如果你把這顆石頭放在家裡一整年，這一年就會很興旺，每年換一顆大石頭。

好運

｜圍牆｜

春分那天早晨，在日出前起床，找幾顆石頭，把它們放在你家院子四周圍牆的牆柱上，觀想你自己、你的家和你的人生充滿好運。

這樣願望就會成真。

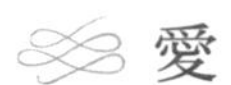

愛

｜堅石之愛｜

到一個充滿水流沖刷滾石的地方，找一顆又大又平坦的石頭，觀想你自己跟一個完美的對象發生親密關係。

在這顆石頭上用紅墨水畫出兩顆相交相連的心型圖案，當你畫圖時，心中要繼續觀想。

完成後，把這顆石頭埋到未經耕種的泥土中。

力量

｜圓錐體石堆的力量｜

這個咒術很適合用在戶外的儀式中，在舉行任何其他的寶石魔法之前可先做這個儀式。

要在咒術儀式中增加額外的力量，可選十顆或二十顆尺寸差不多的小型圓石，在你要舉行魔法地點附近的地面上，放第一顆石頭，說類似這樣的話：**石頭的力量。**

放其他的石頭時重複說這句話，慢慢的把它們堆成金字塔型的石堆，就完成了一個圓錐體石堆。當你擺石堆頂端的最後一顆石頭時，說下列這句話：**圓錐體石堆的力量**。

現在可以舉行任何魔法儀式了，這種圓椎體石堆似乎能聚集和儲存力量，能幫助你的魔法變得更強。它們也可以長期放在你的住家內，或是在你家的戶外做一個更大的圓椎體石堆，用來保護你的住所。

石頭吸引力咒術

拿任何一顆石頭，用你的慣用手握幾分鐘，同時觀想你的需求。讓你的需求和跟這個需求有關的情緒湧進這顆石頭裡，把力量從你的身體傳送到這顆石頭上。用你的觀想看著你的能量流進這顆石頭裡。然後把這顆石頭丟進流動的水中，這樣就完成了。

石頭驅邪咒術

要消除疾病、不健康的習慣、受傷的感覺或任何生命中惱人的東西。

用你的慣用手握住任何一顆石頭，觀想這些事的細節、觀想你身上的這部分被逐出體外，進入這顆石頭裡。觀想這個問題和它的起因離開你，輸進這顆石頭裡。

當你沒有更多的能量可以輸進去了，就把這顆石頭丟進熱火裡，你的麻煩事和造成麻煩的原因，也跟著被丟進火堆裡了（往後退一點，因為這顆石頭可能會爆炸）。

如果你沒有火堆也不想要讓石頭爆炸，可以把這顆石頭拋到空中或是丟進水裡，這樣就能把造成麻煩的能量從你體內釋放出去。

這樣就完成了。

PART 2

魔法和傳說

Chapter 13

寶石和礦石

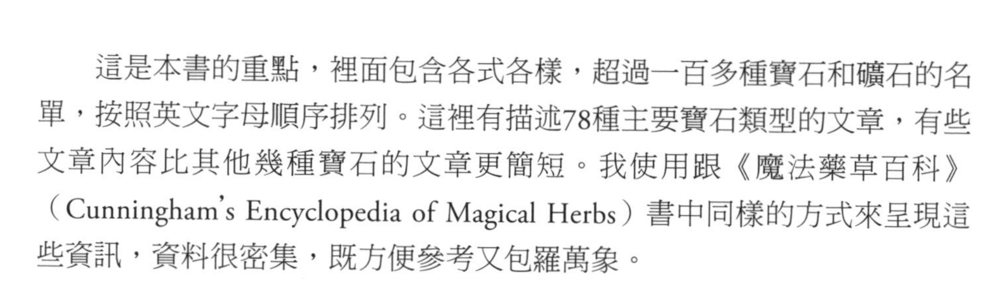

這是本書的重點，裡面包含各式各樣，超過一百多種寶石和礦石的名單，按照英文字母順序排列。這裡有描述78種主要寶石類型的文章，有些文章內容比其他幾種寶石的文章更簡短。我使用跟《魔法藥草百科》（Cunningham's Encyclopedia of Magical Herbs）書中同樣的方式來呈現這些資訊，資料很密集，既方便參考又包羅萬象。

基本上，在寶石的資訊中你會看到下列內容：

1. 一般常用的名稱（至少是寶石最常見的名字之一）。如果你知道的寶石是另一個名字，不是我在這裡用的名稱，可查看索引找出這顆寶石。
2. 寶石其他已知的常見名字，在此稱為俗名。
3. 寶石的基本能量類型是投射性或吸納性。
4. 陳述寶石的行星和元素（關於行星更多的魔法運用，請參考第四部〈寶石快速查詢清單——星球主宰〉）。
5. 列出與寶石有關的神祉，以及在某方面與它有關的金屬和藥草。
6. 每篇文章中都有寶石的基本力量、魔法或儀式傳說，與魔法用途。

我希望讀者能了解，有些資訊是主觀性的，因此，不是所有的文章都包含上述全部的資訊。有無數的討論在談關於哪種水晶應該歸於哪顆「合適」的星球的問題；有些寶石只是近期才開始被用在魔法上，例如鋰雲母石和紫鋰輝石，要把它們歸屬於哪個元素和哪個行星變得極為困難。

這裡提到的一些關聯只是建議，大部分的寶石我都使用基本格式，但有些是例外的。舉例來說，「瑪瑙」就發現了很多種顏色，每一種顏色都有它傳統的能量，因此關於顏色的資訊可以在文章主文找到。關於寶石的資訊，你可以直接瀏覽閱讀或是在你發現新寶石時的參考資料。

願寶石的力量能讓你的生命更豐富。

瑪瑙（Agate）

俗名 紅瑪瑙、血瑪瑙　能量 種類繁多（請看右頁）

星球 水星（一般來說）　元素 種類繁多（請看右頁）

神祇 醫神——阿斯克勒匹厄斯（Aesculapius）

力量 精力、勇氣、長壽、園藝、愛、療癒、保護

魔法用途

★ 一般來說，瑪瑙應用在跟精力、勇氣、長壽之類的咒術和魔法儀式中。

★ 古羅馬人，在手上戴瑪瑙戒指或在左手臂上綁瑪瑙，能確保得到植物神祉的寵愛，讓土地變得更肥沃。因此做園藝時，隨身攜帶瑪瑙或戴在手臂上，會增加你的植物繁殖力，確保農作物得到豐收或是長出健康的花朵。苔紋瑪瑙（請看右頁）據說最適合這個用途。可把已輸入設定能量的瑪瑙「種」到園子裡，增加豐收，把小型的瑪瑙掛在樹上，也能增加果實的產量。

★ 瑪瑙經常被用在愛情咒術中，也可配戴在身上，避免嫉妒的思緒和消除惡意，能讓配戴者更討人喜歡，更讓人愉快。惡意，在尋找愛情時一點幫助都沒有。

★ 它也被當成「真相」護身符來配戴，確保你說的話是純淨的，能確保得到有權勢者的喜愛。

★ 瑪瑙珠寶被當成護身符拿給小孩配戴，據說對避免小孩摔倒特別有效，大人配戴也能避免跌倒。

★ 在嘴裡含一顆瑪瑙能止渴，過去曾被放在額頭上，做為退燒用途；握在手中能讓人冷靜下來，讓身體恢復精力，幫助治療身體上的小毛病。

★ 在中東地區，瑪瑙是很受歡迎的護身符，能確保血液保持健康狀態。在古代的大不列顛，人們會配戴瑪瑙防止皮膚病。敘利亞人會使用三角形的瑪瑙來避免腸道疾病。

★ 在儀式魔法中，瑪瑙被刻上蛇的圖案或是人騎在蛇身上的圖像；當護身物戴在身上，能防止蛇類、毒蠍和昆蟲叮咬。瑪瑙有時會用在保護咒術和儀式中，曾被認為是防止邪術、魔鬼和惡靈附身最有效的方式。

★ 在亞洲，瑪瑙就像現在的白水晶一樣被普遍使用。要預知未來的運勢，占卜者會凝視寶石上的紋路，讓深層意識投射通靈的意念到能讓人覺察到的意識中。

★ 瑪瑙有很多種類，雖然上述的用途可以佩戴任何一種瑪瑙，但特定的寶石具有傳統的能量。下列簡略的依顏色或紋路來分類，列出主要的類型與其魔法屬性，它們也能運用在各式各樣的魔法中。

寶石類型	能量	元素	魔法屬性
條紋瑪瑙（Banded agate）	投射性	火	保護、儲存體力和減輕壓力的情況。
黑瑪瑙（Black agate）	投射性	火	保護性的寶石，配戴它可獲得勇氣和成功的完成任務。
黑白色瑪瑙（Black and white agate）	吸納性	地	當成護身符配戴，能預防現實中的危險。
藍紋瑪瑙（Blue lace agate）	吸納性	水	配戴或隨身攜帶能獲得安詳和快樂。放在手中能降低壓力。放一顆瑪瑙在書桌上或工作檯上，覺得壓力大的時候就凝視它。在家中，用火焰、淺藍色的蠟燭圍繞藍紋瑪瑙，能讓環境中的氣氛平靜下來，減少家庭或家人之間的爭吵。
褐色或黃褐色瑪瑙（Brown or tawny agate）	投射性	火	過去的戰士曾在戰場上配戴它，尋求作戰勝利，現代人使用褐色的瑪瑙來獲得任何事情的成功。在義大利和波斯國被用來防止邪惡之眼，這也是一種吸引財富的幸運符。
綠色瑪瑙（Green agate）	吸納性	地	配戴它能改善眼睛的健康。在過去，女人會喝清洗綠瑪瑙戒指的水，希望能以魔法防止不孕。
苔紋瑪瑙（Moss agate）	吸納性	地	由於它奇特的紋路，暗示青苔或是樹木，是最適合園藝者的幸運符。配戴它能紓解僵硬的脖子，精疲力竭時能靠它獲得精力，進而達到療癒的目的。它也用在跟財富、幸福和長壽有關的咒術上。佩戴這種寶石能交到新朋友，發現「寶藏」。
紅瑪瑙（Red agate）	投射性	火	俗名「血瑪瑙」，古羅馬人配戴來防止蚊蟲叮咬，治療血液的疾病，提升平靜和安定感。

亞歷山大石（Alexandrite）

力量 幸運、愛情

魔法用途

★ 很稀有也很昂貴的寶石。當人配戴時，亞歷山大石會吸引運氣和好運，也能用在愛情咒術中。

明礬石（Alum）

能量 吸納性　星球 土星　元素 地　力量 保護

魔法用途

★ 明礬石在埃及、北非被當作避邪的護身符配戴。在家中放一塊明礬石來保護住家；也可做成護身符縫進或放進小孩的帽子中，保護他們。

天河石（Amazonite）

俗名 亞馬遜石（Amazon stone）　能量 吸納性　星球 天王星
元素 地　力量 賭博、成功

魔法用途

★ 賭徒配戴這種藍綠色的長石來吸引財運；為了確保投機事業成功的人也會配戴它。

琥珀（Amber）

能量 投射性　星球 太陽　元素 火、空（Akasha）

神祇 偉大的母神（The Great Mother）

力量 好運、療癒、精力、保護、美麗、愛

魔法／儀式傳說

★ 琥珀也許是人類用來當裝飾品中最古老的物質。西元前八千年的北歐墓穴中，曾經找到一些琥珀串珠和吊墜。

★ 琥珀不是一種石頭，而是在漸新世時代（Oligocene epoch）的結毬果樹脂的化石（類似現在的松果）。琥珀裡面通常有幾百萬年前剛好掉進黏稠樹脂裡的完整或部分的昆蟲和植物。

★ 琥珀跟寶石不同，摸起來有暖意，經常含有昆蟲碎片，據說它擁有生命。早期的中國想像老虎死後的靈魂變成了琥珀。古典時代崇拜母神的人認為琥珀是神聖的物品，因為他們相信琥珀裡含有生命的精華，是生命活力的本源。

★ 琥珀是化石，因此讓人聯想到時代、循環和長壽。因為它以前是一種活體的物質，它也跟「空」有關，是「第五元素」，執掌和連結地、水、火、風四大元素。以某種程度來說，「空」是四大元素的終極源頭，也是生命體的象徵（植物、動物、人類）。

★ 在某些現代的威卡教女巫會中，女人（通常是女祭司）會配戴由琥珀和黑玉組成的串珠項鍊。使用這兩種寶石的原因有很多，據說可代表女神和天神、陰陽的本源、大自然中投射性和吸納性的力量。這兩種寶石也能強化魔法效果。

★ 琥珀摩擦羊毛或絲綢會產生電力，古希臘的名字是電子（Elektron），我們從這個字衍生出現代的電力（Electricity）這個字。

這些神祕的屬性和聯想，使琥珀成為全球各地所有時代中，最廣泛使用和最珍貴的魔法物品之一。

魔法用途

儘管價格高昂，仍是很值得投資的魔法物品。但一定要跟可靠的商家買，很多商店賣的琥珀都是玻璃製或是塑膠製的，或是「重塑的琥珀」。要堅持使用真正原始未經加工的琥珀，就要做好付出高價的心理準備。

★ 琥珀跟其他幾種寶石一樣，能運用在魔法的所有用途中；據估計，可運用在約有幾千萬種咒術和魔法儀式中。
★ 琥珀項鍊也許是魔法用途中最常見的形式，配戴琥珀項鍊具有保護作用；也是防止邪惡魔法的強大護身符，尤其對保護小孩特別有效。讓小孩配戴琥珀串珠能保護他們的健康，世界上有很多地方的人都這麼做；或者也可以放一塊琥珀在小孩的臥室裡。
★ 在古代，人們把性看成很自然又神聖的活動，象徵兩性生殖器的物品也經常被用在魔法中。隨身攜帶雕刻成陰莖形狀的琥珀，被當成超級強大的魔法護身物。我相信女性生殖器形象的物品也同樣有效，同樣被普遍使用，只不過這類的資訊被封鎖了。
★ 如果你感覺自己受到濃重的負面力量影響時：

可點一根白色蠟燭，放在地面或地板上。坐在蠟燭前面，握著一把琥珀小珠子，用珠子在你四周設置一個圓圈，坐在這個圓圈裡，這樣能恢復你的能量，也能封閉自己不受外界任何能量的影響（必要時可重複做這個動作）。

★ 使用琥珀做為保護用途的方式：

放九顆小珠子或九小塊琥珀到泡澡缸內的熱水裡。在浴缸內浸泡到水變涼後，拿出琥珀，用毛巾擦乾，隨身攜帶，或配戴其中一顆珠子，直到下一次泡澡為止。

- ★ 女巫、女智者和薩滿會配戴琥珀珠串來強化他們的咒術，不管是在洞穴裡、無人的山谷裡、獨自在海邊或是在市區臥室中，自己創建的魔法圈內施法都一樣。把大塊的琥珀放在祭壇上，能增加魔法的效果。
- ★ 配戴琥珀能增強美貌和一般的吸引力。在文藝復興時期，據說配戴琥珀能增加體重，不過，這可能是因為當時的女性流行體態豐滿的外貌。雖然沒有證據能證明這點，但琥珀似乎能擴大配戴者天生的美貌，為孤獨的人吸引朋友和伴侶，使人獲得幸福。
- ★ 長久以來琥珀被認為具有性感和吸引力，使配戴者能吸引愛情，讓人更能享受包括性行為之類的愉快活動。小塊的琥珀可以加到吸引愛情的藥草混合包裡，或是戴在靠心臟的位置，可吸引一位親密伴侶。
- ★ 在過去幾個世紀以來，人類的繁殖力一直為人所關注，對某些現代人來說，也是一種隱憂。女人配戴雕刻了魚類、青蛙和兔子的琥珀能確保得到受孕。要戰勝不孕症，確保他們自己的繁殖力強，男人會配戴有獅子、狗和龍形象的琥珀。這種事情聽起來似乎很怪異，但這種形象能補充魔法能量，做了儀式後配戴會更有效果。除了我們自己侷限它的用法外，在魔法中的用途沒有任何限制。
- ★ 在我們想消除疾病的過程中，琥珀扮演了一個很重要的角色。琥珀珠串戴在脖子上能提供一般的健康保護，消除或治療現有的疾病。過去有人配戴琥珀以預防或減輕抽搐、耳聾、癲狂、喉嚨痛或耳朵痛、頭痛、牙痛、氣喘、風濕症、消化系統問題、幾乎所有的內科疾病都有用。手中握一顆琥珀球還能退燒。
- ★ 因為琥珀通常是半透明的，甚至可能是透明的，所以配戴或隨身攜帶琥珀能強化視力。透過一塊琥珀看東西據說也有同樣的效果。
- ★ 在生孩子時燃燒琥珀粉，能幫助女人分娩；而燜燒琥珀粉，讓人吸進一點煙霧能止鼻血。
- ★ 琥珀的魔法用途遠超上面所描述的資訊，配戴琥珀能增強體力，做生意更成功，或者刺激金錢流向魔法師這邊。琥珀在吸引力咒術中也有一席之地，包括為吸引愛情、錢財、權勢和成功所設計的一些咒術。最後，加一點琥珀粉到任何香品中，都能增加它的效果。

紫水晶（Amethyst）

能量 吸納性 星球 木星、海王星 元素 水

神祇 酒神——巴克斯（Bacchus）或稱戴奧尼修斯（Dionysus）

月神——黛安娜（Diana）

力量 夢、克服酗酒、療癒、通靈、安寧、愛、防竊賊、勇氣、快樂

魔法用途

★ Amethyst 的涵義就是紫色的水晶，在古代魔法中幾乎無所不在，或許現在也跟兩千年前一樣受歡迎。

一種紫水晶咒術

心情不好、被情人拋棄、結束一段感情、壓力大到產生嚴重的心理問題，或是碰到任何不穩定的情況，就去一個能讓你獨處的地方。用左手握著一顆紫水晶（若是左撇子就用右手），把你所有的感覺，所有的情緒都**倒進去**，從你的體內透過你的手臂，再由你的手掌流進這塊寶石中。感覺每一種痛苦，每一種低落的情緒，每一種受傷的感覺，用你與生俱來的強大魔法能力和力量，將它們全都送進這顆寶石中。

當寶石內的負能量幾乎飽和時，竭盡你全部的力量，用力把它丟出去。當你丟出這顆寶石時，尖叫、吼叫、大喊出來。當你的手放開這顆紫水晶時，**你也釋放出受傷的感覺**，知道那些情緒留存在寶石中，已經排出你的體外，現在那些情緒對你來說已經是外物了。

冷靜下來，深呼吸，靜坐幾分鐘，感謝大地的幫助，然後轉身，把你這些煩惱全部拋在腦後。大地會吸收傷痛，放這顆寶石自由，但永遠不要再把這顆寶石帶回你的生命中。

★ 紫水晶放在枕頭底下或是睡覺時戴在身上，能消除失眠和惡夢。它能讓人有個安詳、舒服、療癒的睡眠，甚至讓人做預知夢。不過，它也會確保配戴者不會睡太多。

★ 紫水晶具有靈性，絕對沒有不好的副作用，也不會跟暴力、憤怒或熱情有關連，因為它是一種祥和的寶石。當你覺得日常生活中的壓力過大時，用左手握一顆紫水晶（左撇子就用右手握），讓它將撫慰、紓壓、寧靜、祥和的振動頻率滲透進你的體內。配戴紫水晶時，若能緊貼你的皮膚效果更好，可以讓你避免情緒過度激動的狀態。

★ 紫水晶能鎮定恐懼感、提升希望，振奮精神，提升我們日常生活背後的精神世界的思維。配戴它能消除罪惡感和自我欺騙，幫助你克服酗酒的癮症、約束過度放縱的毛病和給人良好的判斷力。紫水晶能鎮靜情緒風暴，即使在可能碰到危險的情況下，也會幫助你。

★ 紫水晶能為配戴者帶來勇氣，也是旅人的強大護身符；能防止竊賊、傷害、疾病和危險。

★ 在文藝復興時期的魔法中，雕刻熊形象的紫水晶被當成護身符配戴。在古希臘羅馬時代，青銅鑲上紫水晶的戒指被當成避邪的護符配戴，用紫水晶雕製成的魔法杯，能為用它飲食的人消除憂傷和邪氣。

★ 因為紫水晶非常具有靈性，人們經常在沉思時戴在身上，或是放在簡單的冥想祭壇上。在一根白色蠟燭和香爐前放一塊紫水晶，燃燒具有鎮定效果和高頻率的香品，例如檀香，對練習靜坐很有幫助。

★ 靜坐前泡澡也能達到強大的調頻體驗，在泡澡時點一根淺紫色的蠟燭，用幾塊紫水晶圍繞這根蠟燭能強化「第六感」。有些人會把一塊紫水晶跟塔羅牌、易經蓍草籤或占卜錢幣、盧恩文石放在一起，加強它們的內在能量，當然，在通靈或占卜時也會配戴紫水晶。因為它也是一種智慧寶石，會讓透過通靈覺知接收到的資訊，得到適當的利用。

★ 這種美麗的寶石也能強化潛意識，加快智力反應和加強心靈力量。經常被用來加強記憶力、減輕頭痛，讓思維跟人生目標保持一致。

★ 這是一種純淨、真實、充滿感情的寶石，戀人們經常會交換紫水晶來加強彼此間的承諾。刻了心型的紫水晶放在銀器上，由女人送給男人可確保他們的愛情更穩定。

★ 紫水晶也是少數特別指定給男人來吸引女人的寶石，男人配戴紫水晶會吸引「好女人」來愛他。

★ 很多世紀以前，紫水晶經常被視為貞潔的寶石，當時理想的愛情是「柏拉圖式」的愛情。現在越來越多人把性當成一種健康的一對一親密關係後，柏拉圖式愛情的觀念，已經慢慢被淡忘了。

★ 有法務糾紛的人，會用紫水晶來確保得到公正的判決。它也被用在興旺魔法上，長久以來被認為能為生意帶來成功，或許與它是由木星主宰有關。

★ 千百年前，人們會用口水潤濕紫水晶後來摩擦臉部，消除面皰和改善粗糙的皮膚，現在紫水晶也被用在強化美貌的咒術中。

阿帕契之淚（Apache Tear）

能量 投射性　星球 土星　元素 火　力量 保護、好運

魔法用途

★ 阿帕契之淚是一種淚珠型的半透明黑曜石，通常被當作幸運石攜帶。它也能當作保護用途，並具有所有跟黑曜石有關的功能。

海藍寶石（Aquamarine）

能量 吸納性　星球 月亮　元素 水　力量 通靈、祥和、勇氣、淨化

魔法／儀式傳說

★ 海藍寶石過去是一種海女神寶石，海藍寶石串珠曾在古埃及木乃伊的墓穴中發現過。

魔法用途

★ 配戴或攜帶這種美麗的寶石能用來加強通靈力量。握著一塊藍水晶或海藍寶石，或是在脖子上戴雕琢過的海藍寶石項鍊，能降低我們的意識對心靈的控制，讓永恆存在的「靈光閃現的通靈訊息」能被聽見，並進入我們的意識中。
★ 海藍寶石是其中一種次級的綠柱石，顏色是淺藍綠色，所以長久以來，被視為跟大海和水元素有關。海女巫會在滿月之夜的月光下，用海水清洗這種寶石。若是離海岸很遠，想用同樣的方式清洗的話，可用藍色的器物裝滿水，加點海鹽，把這塊寶石浸泡在鹽水中一整夜。
★ 海藍寶石是一種清潔和淨化的寶石，可以配戴它或是用它來摩擦身體，作為魔法行動前的一種淨化方式；也能配戴大塊的藍水晶或放在浴缸裡，作為淨化泡澡用。
★ 放一塊海藍寶石在一杯乾淨的水中，可製成一種溫和的淨化酊劑。將浸泡寶石的這杯水放在滿月的月光下（盡可能放在戶外三個小時），然後拿出寶石，喝下這杯水來淨化自身，強化通靈覺知。
★ 海藍寶石的用途很像紫水晶，可以舒緩和鎮定情緒問題。它是一種祥和、喜悅和快樂的寶石，用在感情關係上特別有效。夫妻或情侶交換海藍寶石，能讓他們的互動更和諧，這也是最適合新郎在婚禮當天送給新娘的魔法禮物。
★ 在航海或是飛越水域時，可將海藍寶石當作護身符配戴或隨身攜帶。要去水上航行時，不管是坐河流遊艇或是穿越太平洋的旅程，打包行李時，可放一塊海藍寶石到你的行李中，保護你不受暴風雨的侵害。很久以前，漁夫和船員就已經把它當成預防危險的護身石。
★ 配戴海藍寶石也能減輕牙痛，治療胃病、喉嚨痛和口腔的疾病。
★ 海藍寶石當作護身符配戴能常保健康，防止恐懼感，因此能加強隱藏在恐懼後的勇氣，增加心智的靈敏度。

石綿（Asbestos）

能量 投射性　星球 火星　元素 火　力量 保護

魔法／儀式傳說

★ 在過去，石綿被視為一種魔法寶石，因為它可以持續燃燒，不會被消耗掉。在古希臘的廟宇中，用來製作長期火炬的火芯。

魔法用途

★ 令人驚訝的是，石棉只不過是一堆柔軟完美的稜柱水晶，通常有各式各樣的曲線紋路或藍綠色的石綿體，跟白水晶結合和打磨後，就變成大家熟悉的虎眼石。

★ 很久以前，石綿當作是防止邪惡魔法和邪惡之眼的護身符，傳說邪惡之眼是一種刻意或是無意間形成的精神攻擊。不過，因為有許多不肖廠商製造出來的石綿和石綿造的屋子，造成無數人因吸入石綿纖維而生病，現在已經不推薦將石綿作為魔法用途了。

東陵石（Aventurine）

能量 投射性　星球 水星　元素 風

力量 精神力量、視力、賭博、錢財、祥和、療癒、好運

魔法用途

★ 配戴綠色東陵石能加強視力。它也能配戴或隨身攜帶，或是用在增加覺察力的咒術中，能刺激創造力和強化智力。

★ 東陵石被用在投機遊戲的魔法中，是最受賭徒歡迎的幸運符；東陵石也被用在吸引錢財的魔法中。

★ 寶石的綠色告訴我們，它對鎮定煩亂的情緒和加快療癒力都很有效。

★ 東陵石是一種全方位的幸運石。

藍銅礦（Azurite）

俗名 石青（Lapis linguis，lapis lingua）　能量 吸納性

星球 金星　元素 水　力量 通靈、夢、占卜、療癒

魔法用途

★ 藍銅礦是一種美麗的深藍色寶石，長久以來在魔法中，被用來增加通靈力量。把寶石放在枕頭下能產生預知夢；占卜未來時，可用手握或是配戴藍銅礦。

★ 藍銅礦也被運用在療癒魔法中。

一種簡單的占卜咒術

在陰暗的房間裡，把一塊藍銅礦放在兩根白蠟燭中間。點燃蠟燭，手握著藍銅礦直到它變暖為止，清除你腦中的思緒。

閉上眼睛直到你感覺藍銅礦柔軟、緩慢的能量碰觸你的手，然後睜開眼睛，凝視這顆寶石，直到有答案或訊息傳出來為止。

綠柱石（Beryl）

能量 吸納性　星球 月亮　元素 水

神祇 海神——波塞頓（Poseidon）、納普頓（Neptune）；提亞馬特（古巴比倫神）（Tiamat）、瑪拉（Mara）

相關的藥草 海草（任何一種）

力量 通靈、療癒、愛、精力、阻止八卦

魔法／儀式傳說

★ 在愛爾蘭第五世紀時期，用綠柱石球做凝視占卜的人，被稱為「觀鏡光者」（Specularii）。魔法師狄博士（Dr. Dee）著名的水晶球就是綠柱石做的，現在被存放在大英博物館（並不是大家以往想像的透明水晶球）。古代的人也會在祈雨儀式中使用綠柱石。

魔法用途

★ 是一種跟海有關的寶石；綠柱石跟海藍寶石一樣，做水上活動時配戴能保護人不受暴風雨侵害。綠柱石能保護配戴者不溺水，也能防止常見的暈船問題。
★ 配戴它能防止著迷中圈套，或是現在人所稱的「刻意的精神操控」或說服力；傳播福音者、某些推銷員和政治人物可能會使用這種技巧。基於這個原因，攜帶綠柱石能讓配戴者不被人操控，能減輕恐懼感，增加樂觀和幸福感。
★ 在十六世紀，魔法師會囑咐人配戴綠柱石，以贏得所有的辯論和爭吵，但又能讓配戴者保持良好的風度和討人喜歡，取得別人的諒解。
★ 綠柱石長久以來被用來增強通靈覺知，因此被稱為預言家的寶石。綠柱石球一度被認為比白水晶更高級，有人會為了凝視占卜的用途，把它雕成平面的圓形鏡子。就像球狀綠柱石一樣，這種平面的鏡子有時候被放在白布上，凝視著它，能使意識變得昏沉。

- ★ 根據古代魔法指南，綠柱石凝視占卜法應該只能在漸盈月期間執行，才能達到最強大的效果。因為它跟月亮能量有關，可以在做滿月儀式時，配戴綠柱石或是放在祭壇上。
- ★ 當你遺失某樣東西時，手中握著一塊綠柱石，心中觀想那個物品，然後靜下心來，讓你的通靈印象透露它的所在地。
- ★ 這是戀人們為了加強親密關係時會交換的寶石，也可以攜帶或配戴來吸引愛情。
- ★ 綠柱石能用來傳送能量到體內，也能阻止八卦。念書時配戴綠柱石，能增強你的意識，讓你更容易記住資訊。
- ★ 在十三世紀時，人們會在綠柱石上雕刻青蛙的形象；隨身攜帶能跟敵人取得和解，吸引友誼。
- ★ 若要達到療癒的目的，綠柱石被視為最適合用來緩解肝臟疾病、淋巴腺腫大和視力減退的症狀。
- ★ 如果你覺得懶洋洋的，可用手握或是配戴綠柱石，讓它有組織的低頻振動進入你體內。

血石（Bloodstone）

俗名　雞血石（Heliotrope）、赤鐵礦（Hematite，這其實是另一種完全不同的寶石）

能量　投射性　　星球　火星　　元素　火

有關的藥草　香水草（英文：Heliotrope，學名：Heliotropum europaeum）

力量　止血、療癒、勝利、勇氣、法律事務、財富、體力、力量、生意、隱形能力、農業

魔法／儀式傳說

★ 血石，是一種有紅色斑點的綠玉髓，在魔法上已經使用了將近三千多年。在古巴比倫，人們會攜帶血石來戰勝敵人。古埃及人用來打開門戶、解除束縛，甚至能讓石牆倒塌。

魔法用途

★ 因為它跟血有關，所以血石很受運動員歡迎；他們會配戴以增強體力，贏得比賽。配戴血石也能加長壽命。
★ 最著名的用法是止血，軍人經常會帶著它避免受傷，或是當作魔法急救用。用血石壓住傷口，能讓傷口停止流血。雖然這種方式被認為是純粹的魔法，但能止血的功能，很可能是因為按壓的動作和寶石的低溫造成的。現代人還是會配戴它來保持血液健康，協助治療跟血液相關的疾病。比方說，拿一塊血石靠在鼻子上，說「鎖住」它，就能制止流鼻血。
★ 傳說配戴血石也能治療發燒，可以當作一般保健用的護身石。
★ 配戴血石能帶給人勇氣、鎮定恐懼和消除怒氣。長久以來，用於能確保在法庭和法律事務中獲得勝利的咒術中。
★ 因為它是綠色，常被用在財富、金錢和生意的咒術中。放在口袋裡、皮夾中隨身攜帶，或是配戴血石也能吸引財富。在收銀機裡放一顆血石能吸引金錢，就這點而言，因為血和錢有魔法上的關聯，在中古世紀，是農人的幸運符，耕作時攜帶能增加農作物的產量。
★ 女人懷孕初期時，在手臂上掛一塊血石能預防流產，後期掛在大腿上可讓分娩更順利。
★ 想要隱形能力的話，可用新鮮的香水草花塗抹血石。據說能讓別人眼花，看不到配戴血石的人。現在血石可能會用在「魔法隱形術」中——當你想要低調一點，不希望引人注目時可用這個方法。
★ 在十三世紀，人們會在血石上雕刻蝙蝠的圖案；魔法師會配戴這種幸運符來增加咒術和魔法儀式的效力。

方解石（Calcite）

俗名　冰島晶石（Iceland spar）

能量　種類繁多（請看下方）

星球　種類繁多（請看下方）

元素　種類繁多（請看下方）

力量　靈性、集中精神、祥和、愛、療癒、淨化、金錢、保護、精力

魔法用途

方解石是一種透光的水晶，有各式各樣的顏色，包括透明、綠色、橘色和藍色。

★ 方解石有獨特的雙重折射光學特質，用筆在一張紙上畫一條線，然後在那條線上放一塊方解石。當你透過這塊寶石看過去時，這條線會顯現出兩條線的樣子。這種屬性使人將方解石用在讓咒術「力量變雙倍」的儀式中，可放在祭壇上或是在進行魔法儀式時戴在身上。

寶石類型	能量	星球	元素	魔法屬性
透明的方解石（Clear calcite）	吸納性	月亮	水	適合用在靈性的儀式中。在靜坐冥想時，作為凝視沉思的焦點最理想。
粉紅色方解石（Pink calcite）	吸納性	金星	水	握在手中，粉紅色方解石具有鎮定、集中精神和沉穩的效果，也能用在愛情儀式中。
藍色方解石（Blue calcite）	吸納性	金星	水	配戴在身上或放在幾根燃燒的紫色或藍色蠟燭之間，藍色方解石可以當成一種療癒性的寶石。也可以在淨化儀式中配戴或攜帶藍色方解石。
綠色方解石（Green calcite）	吸納性	金星	地	會吸引錢財和興旺到家中，尤其是用燃燒的綠色蠟燭，環繞一顆綠色方解石；每天早晨點燃蠟燭幾分鐘，效果更佳。
橘色方解石（Orange calcite）	投射性	太陽	火	屬於投射性寶石，握在手中能讓人的身體補充精力。

紅瑪瑙／紅玉髓（Carnelian）

能量 投射性　星球 太陽　元素 火

力量 保護、祥和、好口才、療癒、勇氣、性精力

魔法用途

★ 紅瑪瑙是一種紅色的玉髓，古埃及人戴在手上用來鎮定憤怒、嫉妒、羨慕和怨恨的情緒。現在仍被用來提升安詳、和諧和消除憂鬱。

★ 害羞和膽小的人，可配戴紅瑪瑙來提升勇氣，做大眾演講時戴最好，這是現代的世界中最常見的恐懼之一。紅瑪瑙能加強人的聲音，提供自信，給演講者好口才，通常是戴在脖子上或是當戒指配戴，以達到這個目的。

★ 紅瑪瑙能用來對治懷疑和負面的思緒，可以用在跟這類問題有關的咒術上；它也能給人耐性。

★ 隨身攜帶紅瑪瑙能防止別人讀你的心念。在文藝復興時期的魔法中，在紅瑪瑙上雕刻一把劍或是一個戰士的形象，然後放在家中，可防止雷電和暴風雨雪，或是當作防止邪惡魔法的護身符。

★ 配戴紅瑪瑙能預防皮膚病、發瘋、流鼻血和所有跟血液有關的疾病，可當作一般的改善健康的寶石。

★ 紅瑪瑙能增強靈視能力，戴著睡覺能防止做惡夢。

★ 配戴紅瑪瑙也會刺激性衝動。

貓眼石（Cat's-eye）

能量 投射性　星球 金星　元素 地

力量 財富、美麗、賭博、保護、療癒

魔法用途

★ 貓眼石這個名字適用於很多種寶石，通常是白水晶內含有橄欖綠的石綿。不過，古代亞洲的貓眼石卻是金綠玉（Chrysoberyl）形成的。

★ 亞述人相信貓眼石能讓人隱形，很可能是因為這種寶石有令人眼花的外觀。

★ 貓眼石會顯現一種變動的乳白色光芒，有助美容。配戴或隨身攜帶能增加美麗並保持青春。在綠色的玻璃瓶裡裝滿新鮮的泉水，放一顆貓眼石，讓這瓶水放在太陽底下三到六個小時，然後拿出貓眼石，就能製作出一種美容用的酊劑。每天用這種水洗臉，直到用完為止，同時將這塊寶石戴在身上。

★ 戴鑲了貓眼石的銀戒指能保持心理健康、獲得保護、洞察力和好運。這種寶石也能消除憂鬱，給人愉快的心情，在做財務投機事業時，也應該配戴貓眼石。

★ 因為它的外觀看起來像眼睛，配戴貓眼石有助於治療眼睛的疾病。

★ 貓眼石也用在財富和金錢的咒術上，能保護主人的財富，也能增加持有者的財富（只要這顆寶石還在），要達到這個目的，通常會把它跟錢放在一起。貓眼石不僅能預防破財，也能讓人在持有這塊寶石之前所失去的財富復原。貓眼石能帶來財富，是賭博者的最佳幸運石。

貓眼石金錢咒術

拿一張你擁有的最高面額的鈔票，用貓眼石摩擦整張鈔票，然後用這張鈔票緊緊的包住這塊寶石，用綠色的線綁緊它，放在你的口袋裡隨身攜帶，能增加你的錢財收入。在這個咒術產生作用之前，不要把這張鈔票花掉。

天青石（Celestite）

能量 吸納性　星球 金星、海王星　元素 水

力量 慈悲、好口才、療癒

魔法用途

★ 配戴或隨身攜帶天青石，能使人有好口才，提升對大地和地球上其他生物同胞的慈悲心。

★ 天青石能用來減輕頭痛和身體緊繃，從身體上消除壓力。

玉髓（Chalcedony）

能量 吸納性　星球 月亮　元素 水

力量 安詳、防止惡夢、旅行、保護、分泌乳汁、好運

魔法用途

★ 玉髓跟其他很多種寶石一樣能消除恐懼、情緒激動、憂鬱、心理疾病和悲傷。配戴它或握在手中，也能提升寧靜和安詳的感覺。

★ 在十六世紀時，魔法師開的處方籤中，可將玉髓穿孔，掛在脖子上，用來消除錯覺和幻象。

★ 戴著玉髓上床睡覺或是放在枕頭下，能去除惡夢、夜視和怕黑的問題。

★ 當作保護性的寶石，在政治改革期間和旅行時戴著玉髓，能提供保護；也用來驅逐精神攻擊和邪惡的魔法。配戴玉髓也能預防意外災害。

★ 在文藝復興時期的魔法中，配戴有雕刻著男人舉起右手形象的玉髓，能讓人在法律訴訟中獲得勝利，對健康和安全也有效果。

★ 玉髓可用在美容、增加體力、精力，確保進行中的所有事情都能成功，在義大利，母親們會戴白玉髓的串珠以增加乳汁分泌。

★ 配戴或攜帶一個刻了箭頭的玉髓，能帶來好運。

矽孔雀石（Chrysocolla）

能量 吸納性　星球 金星　元素 水　力量 安詳、智慧、愛

魔法用途

★ 這是一種能鎮定和撫慰情緒的寶石；以前有人把矽孔雀石握在手中，以消除不合理的恐懼和幻象。

★ 配戴矽孔雀石能讓人變得謹慎，增加智慧。

★ 矽孔雀石是一種綠色寶石，配戴或用在咒術中也能吸引愛情。

一種簡單的矽孔雀石愛情儀式

在你的寶石祭壇前，手中握一塊矽孔雀石，觀想吸引一個愛人到你身邊。把這顆寶石放進一個小型的裝半滿水的紅色或粉紅色杯子中。在這個杯子裡插三朵紅玫瑰花，花謝之後再添加新鮮的玫瑰花到水杯中，愛情就會進入你的生活中。

綠玉髓（Chrysoprase）

能量 吸納性　星球 金星　元素 地

神祇 女灶神——維斯塔（Vesta）

力量 快樂、好運、成功、友誼、保護、療癒、金錢

魔法用途

★ 綠玉髓是玉髓形成的蘋果綠寶石，配戴能提升情緒，消除貪心、羨慕、自私、緊張和壓力。配戴綠玉髓會讓人開心，也可用來防止惡夢。

★ 綠玉髓是一種幸運石，配戴它能帶來好口才，從事新的事業時能獲得成功，也能吸引朋友。

★ 在十三世紀時，綠玉髓上會被雕上公牛的形象，作為魔法護身符配戴。現今被用來當作防止負能量的一般護身石。
★ 綠玉髓的療癒力量包括強化視力、凝固血液和減輕關節炎疼痛。
★ 要吸引錢財，可長年隨身攜帶一小塊綠玉髓。

黃水晶（Citrine）

能量 投射性　星球 太陽　元素 火
力量 防止惡夢、保護、通靈

魔法用途

★ 晚上配戴黃水晶能消除恐懼、防止做惡夢、確保一夜好眠。
★ 黃水晶是水晶的一種，配戴它也能促進通靈覺知。

煤礦（Coal）

能量 吸納性　星球 土星　元素 地　力量 金錢

魔法用途

★ 煤礦是用來為億萬個家庭提供暖氣的普通礦物，很多人認為這是吸引錢財的最佳礦石，因此有人會將它放在口袋裡，或者跟金錢放在一起。
★ 在倫敦股票交易所的投資者，經常會隨身帶一些煤礦以求獲得好運。

珊瑚（Coral）

能量 吸納性　星球 金星　元素 水、空

神祇 愛希絲（Isis）、維納斯（Venus）、偉大的母神（The Great Mother）

相關的金屬 銀、紅銅

力量 療癒、調節月經、農業、保護、安詳、智慧

魔法／儀式傳說

★ 珊瑚在太平洋群島各地的宗教和魔法儀式中，扮演很重要的角色，經常被放在墳墓中保護死者；有時候人們會用火山岩和珊瑚建造廟宇。

★ 在地中海區，珊瑚跟琥珀一樣，被視為包含了母神「生命精華」的寶物，因為母神會在海洋的珊瑚「林」間生活。

★ 在印度信仰中，海洋是人類死後靈魂的居所，因此珊瑚被認為是保護生者的強大護身符。珊瑚也會被放在死者身上，來避免「邪靈」佔據屍體。在古代北歐的神話中，珊瑚也跟神祉有關聯。

因為珊瑚既不是石頭，也不是植物，而是海洋生物的骨骸遺體，所以很多人反對將它用在魔法中。我們已經過了在魔法儀式中拿活人活體獻祭的時代（以這個例子來說是指珊瑚）。

我不認為在佛羅里達州、夏威夷或義大利的海邊，撿一顆沖上海岸邊的珊瑚有什麼害處，不過，以商業手法採集活體珊瑚又是另外一回事了。至於是否在魔法中使用商業採集的珊瑚，就由你自己決定了。

魔法用途

在夏威夷一個溫暖宜人的一天，我走在無人的海邊。藍綠色的海水閃閃發光，溫和的拍打在布滿珊瑚碎石的沙灘上，然後我驚喜的發現，有一小塊白色的珊瑚，被沖到靠近我腳邊的沙地上。海水穿透了這塊珊瑚，我唸了一句感謝詞後，把它撿起來，認出這是一塊魔法器物。

在古代，紅色珊瑚是來自神祉的禮物，在全世界的海灘上都能找到，但通常都在義大利。為了在魔法中具有強大的效果，古代的人會使用未經人類加工過的珊瑚（未經拋光、打磨、切割或雕琢過的）。因為據說珊瑚

是活生物（以前曾經是活體），人們相信對它進行任何一種加工程序，都會「殺死」裡面的魔法能量。

這在今日絕對是事實，這種信念至今仍存在，如果用在魔法中的一塊珊瑚不知為何破碎或斷裂了，它就失去了它的力量，一定要再找一塊新的珊瑚來，把壞掉的那塊歸還給大海。

★ 珊瑚（Coral）源自古希臘的兩個字，是指「大海的女兒」。以前義大利的女人會把珊瑚戴在靠鼠蹊部的地方，用來調節月經，相信珊瑚、大海、月亮與經期有關聯。珊瑚通常是紅色的，她們相信在月經期間珊瑚顏色會變淡，經期過後又會變回鮮豔的紅色，也能用來預測她們的經期。用在這幾種目的的珊瑚，都會小心的藏在男人看不見的地方，因為如果被男人看見的話，就會失去它應有的魔法力量。

★ 現代人仍會在魔法中使用珊瑚，戴在讓人看得見的地方，是一種護身符，用來防止「邪惡之眼、魔鬼、復仇女神、鬼怪、夢魘和幻象」以及其他的邪魔惡靈。它能保護人不遭遇意外，不受暴力行為、毒物、盜賊、邪靈附身的侵害；還能防止不孕症，對女人特別有用。

★ 配戴珊瑚也能達到內在轉變的效果，能消除愚痴、緊張、恐懼、憂鬱、想殺人的念頭、驚慌和夢魘。珊瑚會帶給配戴它的人理智、謹慎、勇氣和智慧。放在枕頭下，能讓人一夜安眠，趕走惱人的惡夢。

★ 過去幾千年來，珊瑚被用在跟小孩有關的魔法上，如果把珊瑚當禮物送給小孩，能確保他們未來平安健康。

★ 幼兒配戴珊瑚吊墜或是串珠，能減輕長牙的疼痛，也能保護小孩玩撥浪鼓時不受傷。把一塊珊瑚放在小孩的房間裡，能以魔法保護他們。

★ 珊瑚有一種的特別用途，在古埃及和古希臘很受歡迎：把珊瑚磨成粉混在種子裡一起栽種，或是撒在剛種下的幼苗上，能保護農作物不受險惡天氣和昆蟲的傷害。珊瑚也能掛在果樹上，增加果實的產量。

★ 在療癒上，紅珊瑚可用來治療消化不良，所有跟消化道有關的病痛、眼睛的小毛病和讓血液凝固。配戴紅珊瑚時，顏色變淡，就表示珊瑚在警示配戴者的健康出問題了。

★ 紅珊瑚可當作為家中吸引好運的幸運符，以順時鐘方向移動，拿一塊珊瑚輕觸家中的每一道門、窗戶和牆壁，然後把它放在顯眼的地方，讓珊瑚發揮它的魔力。

★ 珊瑚也跟愛情有關，古羅馬的女人會戴珊瑚耳環來吸引男性。十六世紀的維納斯香品會加入珊瑚粉，用幾塊紅珊瑚環繞燃燒的紅色或是粉紅色的蠟燭，能吸引愛情。

★ 因為珊瑚跟大海的關係，在航海或在水域上旅行時配戴它也能當作護身符，保護船隻不翻船。有時候配戴珊瑚，也能保護人不被鯊魚攻擊。

十字紋石（Cross Stone）

俗名 十字石（Cross-stones）、仙女交叉紋石（Fairy crosses）

能量 投射性、吸納性　　力量 元素魔法、元素力量、好運

魔法／儀式傳說

我有一位朋友在加州北部待了半年後，帶了很多種奇石異物回來，其中有一塊十字紋石。雖然她稱這種寶石為「仙女交叉紋石」，但我認出這就是十字紋石。

巫師經常會放一塊十字紋石在他們的藥袋或是魔法袋裡，在交換贈品時，這是最適合跟人交換的寶石。

魔法用途

十字紋石顯然是一種紅柱石（Andalusite），在粗糙的水晶中會發現這種礦石。敲開或是切開後，裡面就會顯現出一種深色和淡色形成的對稱的十字或交叉紋路。

★ 因為寶石形狀的關係，施行元素魔法時或是想要平衡體內四大元素的人，會配戴或隨身攜帶十字紋石。

★ 在各種類型的魔法儀式中，人們會攜帶、配戴或放在祭壇上獲得它的力量。

★ 跟所有不尋常形狀和紋路的寶石一樣，人們會攜帶它祈求好運。

白水晶（Crystal Quartz）

俗名　水晶（Crystal）、女巫的鏡子（Witch's mirror）、星光石（Star stone）、虹膜石（Iris，因為白水晶的稜鏡反光效果）、薩斯頓（馬雅族語：Zaztun）

能量　投射性、吸納性　　星球　太陽、月亮　　元素　火、水

神祇　偉大的母神　　相關的金屬　銀、紅銅、黃金

相關的藥草　柯巴脂、艾蒿、菊苣、鼠尾草、甜茅草

力量　保護、療癒、通靈、力量、分泌乳汁

魔法／儀式傳說

★ 長久以來，古人認為白水晶是固態的水或冰，數千年來被用在宗教和巫術系統中。因為它跟水的關聯，因此在很多太平洋地區，包括澳洲和新幾內亞，都被運用在祈雨魔法儀式中。

★ 傳統上，在厄琉息斯祕儀中（Eleusinian mysteries），白水晶被用在集中太陽光來點燃木片的方式產生聖火（我說「傳統上」是因為我們對這種古代的神祕儀式所知不多）。

★ 白水晶在美國原住民的儀式和咒術的運用也很普遍，在南加州發現了一些儀式用的魔杖頂端有白水晶。北美印地安切羅基族（Cherokee）的薩滿很了解水晶的力量，在不使用時會用鹿皮包住白水晶，而且會定期「餵食」鹿血。這是薩滿的魔法袋和藥袋裡常見的要件。

★ 現代的威卡教奉行者，會在滿月儀式中配戴白水晶，通常會搭配銀製品。因為白水晶也是女神的象徵，在月亮儀式中經常會被放在祭壇上。它冰冷的溫度代表大海。

★ 在威卡教的祭壇上可以放兩塊白水晶代表天神和女神，這兩種宇宙中最主要和最具創造力的力量。有些地方會以天然形狀的水晶來代表天神，用水晶球代表女神。

★ 在巫術的詞語中，白水晶是薩滿，薩滿就是白水晶，這兩者之間毫無差別。因此，白水晶是薩滿的完美器物，而且在世界各地的儀式中經常會使用白水晶。

★ 神祕的白水晶象徵人類的靈性和智識。

魔法用途

★ 白水晶現在極度受歡迎，常被用在療癒、轉換意識狀態，還有在新時代讓人連結靈性的魔法中，除了在工業上的應用之外，現在白水晶也大量用在商業中。
★ 在本書第七章談過如何淨化寶石的一般常識，然而有幾種藥草也具有跟白水晶一樣的淨化能力。鼠尾草（學名：Salvia officinalis）和甜茅草（學名：Hierochloe odorata）這兩種北美的療癒和淨化藥草，在巫術中，是跟白水晶對應的藥草。

用其中一種或是兩種藥草一起泡茶：加兩大匙的藥草到快要滾燙的熱水中，讓它浸泡到變冷為止，然後放幾塊剛得到的或是含有負能量（比方說，用來消除疾病之後）的水晶到茶水中，讓水晶在茶水中浸泡至少一天的時間，然後擦乾，用非慣用的手握住。如果感覺寶石已經「乾淨了」，就可以用在魔法中了。如果仍未乾淨，再放回茶水中直到淨化工作完成為止。

★ 透明或「白色」的水晶或許是大眾最熟知的、激發通靈力的水晶。雖然市面上大部分賣的水晶球都是塑膠或是玻璃做的，但在某些店裡，還是能以昂貴的價格買得到純天然的白水晶。不過，對那些負擔得起的人來說，付出這樣的價錢是值得的，水晶不需要經過人工處理也能具有魔法效果，也不一定要純淨、無雜質的透明水晶才有效。
★ 事實上，很多水晶凝視占卜者都會用內含雜色、薄霧和細小陵柱的白水晶來讓他們進入出神狀態。比方說，只要凝視水晶中的任何一點，純天然的水晶就會產生通靈感應。
★ 在文藝復興時期，大部分的凝視占卜寶石或水晶球都是綠柱石做的，而不是透明的水晶球。然而，水晶還是可以用在魔法的活動中，有時候用純黃金覆蓋半塊水晶，放在一個象牙或黑檀木的底座上，可被當作喚醒通靈意識的冥想工具。

★ 在十九世紀歐洲的魔法中，人們會把水晶球放在枕頭底下，讓凝視占卜者跟水晶球取得密切的關係，以便強化它的效果。

★ 水晶球可以放在滿月的月光下來加強它的力量。有時候在做凝視占卜前，占卜者會喝一杯艾蒿茶或是菊苣茶，用新鮮的艾蒿塗抹水晶球。

★ 將一塊白水晶掛在一條銀鍊上，尖角朝下，你就能做出一個很好的擺錘；能連結握著它的手臂與直覺或通靈意識。雖然有很多種不同的系統，可以決定擺錘擺動所產生的答案，不過，以下為四種常見的答案：

1 **不管是順時鐘或逆時鐘旋轉都代表答案是：**是，或吉利的情況。

2 **左右搖擺表示：**不是，或是不吉利。

3 **順時鐘方向旋轉表示：**「是」或吉祥；
逆時鐘方向旋轉表示：「不是」，或是不吉利。

4 **左右搖擺：**沒有答案。

詢問水晶，它要如何回覆答案，跟它合作；這是一種跟潛意識聯繫的強大工具。

★ 在猶加敦半島（Yucatan）有一種特別級的算命師會運用白水晶占卜，查明「天神的旨意」和疾病的靈性本質。

★ 最初是用燃燒柯巴脂（Copal，某種在墨西哥和中美洲採集的樹脂，可當作魔法和宗教用途）的煙燻法來淨化水晶球，除此之外，有時候會把水晶浸入到一碗蘭姆酒，來淨化它和喚醒它的力量。然後占卜者會研究燭焰在水晶上的反光，來決定疾病或問題的性質是什麼。

★ 攜帶或配戴一塊有尖角的水晶，能增加通靈力，放在枕頭底下能讓通靈的意念以夢境的方式出現，這是深層意識的一種語言，同時也能確保得到安詳的睡眠。

★ 滾石和拋光後的白水晶，雕刻或繪畫盧恩文，可用來當作占卜寶石，如塔羅牌這類的占卜用品，經常會跟白水晶放在一起。

★ 在早期的英國，白水晶被視為「星光寶石」，曾被用在民俗魔法中。這裡有一個古老的例子：

> 從一條溪流中收集九塊水晶小圓石，用同一條溪流取來的一夸脫的水來煮它們，然後讓水自然冷卻。接下來的九天裡，每天早上喝一點這種水，對治療疾病有幫助。

★ 把一塊白水晶放在裝了新鮮泉水的透明玻璃杯裡，並放在太陽底下曬一整天，然後喝下這杯水，就能巧妙地改善你的健康。
★ 配戴白水晶也能減輕頭痛，把小塊的水晶放進嘴裡靠近牙齦處，能緩解牙痛，直到能得到牙科治療為止；握在手中也能讓人退燒。
★ 在大不列顛群島各地，把直徑一英吋的水晶球放進銀製品中，把它當作防止疾病的護身符來配戴。在巫醫的療程中，還有家庭療法中，用水晶摩擦患部能消除疾病。
★ 療程結束後，要淨化水晶才能再次使用。
★ 把白水晶放在身體疼痛的部位，能讓身體狀況恢復平衡，消除堵塞的能量，很多人說能量堵塞就是疾病的起因。
★ 雖然很貴，但有人認為用白水晶製成的杯子來喝藥草茶效果最好，一小塊水晶或滾石水晶，能安全地放進任何茶飲或酊劑中，來增加它們的效果。
★ 在世界各地，水晶被視為一種「奶」石，放在嬰兒身上，或是由母親配戴能增加乳汁分泌，確保她們的寶寶能吸收到這珍貴的食物。
★ 將白水晶配戴、隨身攜帶或放在家中能獲得防護的目的。在十四世紀，人們會在白水晶上雕刻一個男人拿著盾甲和弓箭的形象。白水晶能保護配戴者和放置寶石的地點。
★ 在魔法中也會使用白水晶來擴大法力，可配戴在身上或放在祭壇上。水晶製成的魔棒或加了白水晶的魔棒，在這個時代也很受歡迎。

★ 十三顆水晶（代表陰曆年的月分）或是二十一顆水晶（十三個滿月加上威卡教中的八個儀式場合）可以用來創建實體的魔法圈，在威卡教儀式和魔法儀式中都會使用魔法圈。把白水晶尖角朝向魔法圈內擺放，這個地區可做為宗教儀式、冥想或一般魔法的用途；水晶尖角向外能防禦或保護魔法；也可以使用白水晶圓石或是滾石。

★ 如果你有好幾顆水晶，你可以輕易建立一個「水晶園」。
水晶園是一個充滿力量的地方、一個寶石魔法的祭壇、一個冥想的工具和住家的守護者。

在一個大型的木碗或陶器白碗中放入白色沙子，然後把水晶放在沙子中，讓水晶的尖角朝上（沒有特定的方向擺放水晶，所以運用你的想像力就好）。

可以用水晶在沙子上畫五角星圖案（五個尖角的星星），然後在每個尖角上放一塊水晶，其中一塊放在中央，這樣就能提供魔法保護。

想運用元素力量的人可以使用五顆寶石，四顆朝四個方向（跟元素有關聯的方向），第五顆放在中央，代表空或第五元素。這樣就能賦予你的元素魔法力量。

水晶可以擺成螺旋陣法，作為冥想時的視焦點；螺旋象徵靈性進化和輪迴轉世。

★ 在施行圖像魔法時，可用鹽巴、泥土或海灘上的濕沙作畫布（請見第四部〈寶石快速查詢清單——元素主宰〉），再用白水晶的尖角畫出盧恩文或圖像，在描繪時，透過水晶將能量傳送到圖像中。

本書將很多彩色的水晶或寶石（瑪瑙、紫水晶、紅瑪瑙、玉髓、黃水晶、碧玉、縞瑪瑙、纏絲瑪瑙和其他寶石）各別介紹，但較常見的水晶會在此一起討論。

寶石類型	能量	魔法屬性
藍水晶（Blue quartz）	吸納性	是一種上好的安詳和寧靜的寶石。
綠水晶（Green quartz）	吸納性	在興旺魔法中，用來增加金錢或提供「輕鬆的生活」，配戴它也能刺激創造力。
赫克美爾鑽石（Herkimer diamonds）	投射性	細小的雙向白水晶，在魔法中，它們是鑽石的絕佳代替品。
粉紅水晶（Rose quartz）	吸納性	用來刺激愛情和「打開心輪」。配戴心型的粉紅水晶能吸引愛情，它的魔法運用包括促進祥和、快樂，在現存的親密關係中增強忠貞。
髮晶（Rutilated quartz）	投射性	這是一種能量寶石，在魔法儀式中配戴或是放在寶石祭壇上，能增加魔法的效力。
煙水晶（Smoky quartz）	吸納性	提振心情的水晶，能當沉穩的接地水晶配戴。它能克服沮喪和其他負面的情緒。
黑髮晶（Tourmalated quartz）	投射性	這是黑碧璽滲透到白水晶內，通常配戴這種水晶是為了刺激靈魂出竅。

鑽石（Diamond）

能量 投射性　星球 太陽　元素 火

相關的金屬 白金、銀、鋼鐵

力量 靈性、性功能障礙、保護、勇氣、安詳、和解、療癒、體力

魔法／儀式傳說

傳說歐洲人最早是在非洲薩滿的皮袋裡「發現」了非洲鑽石，不過，後來的研究報告顯示，這種傳說不盡其實。如果傳說屬實，那麼非洲薩滿使用鑽石就跟其他地方的薩滿使用白水晶一樣普遍了。

在古代，鑽石被當作打磨過的石頭配戴在身上，因為鑽石的美麗而受到重視。但直到近代，人們才創造出外表耀眼的鑽石；人們發現只要在鑽石適當的尖角上施加一點壓力，就能在鑽石上雕刻出一個琢面，並因為它的陵鏡多彩反光而變得十分珍貴。

時至今日，世界各地的鑽石供應都受到謹慎的控制，好維持哄抬的高價位——過多的鑽石上市，會大幅度壓低它的價錢。

這種貪婪的操作手法並未降低鑽石的魔法價值，但也因為它的高價位，讓我們很多人都無法在儀式中試驗鑽石的用途，因此我在書中的第四部，列出一份能達到滿意效果的〈魔法替代寶石〉清單。

魔法用途

★ 鑽石有廣泛和多樣化的功能。配戴它能提升靈性，甚至能產生薩滿儀式中意識出神的狀態。

★ 鑽石通常被用在冥想和靈性追求活動上。

★ 隨身攜帶或配戴鑽石，能提升在異性面前的自信心，據說對減輕或消除性功能障礙的根源，有強大的效果（譯註：在父系社會的壓抑下，人們認為女人不該產生性慾，性是骯髒醜陋的。女人性慾太強，容易出軌，進而生出非婚生子，產生不純正的血統，因此父系社會文化從小就教育女孩不該有性慾，產生性慾是不對的，是有罪的，因此許多女人無法得到性高潮）。鑽石對性事有關的事情具有清潔、淨化和解放的效果。

★ 印度的女人（很可能是有錢人）會配戴一顆潔白中帶一點黑色調的鑽石，來確保能生男嬰；配戴鑽石也能克服不孕症。

★ 雖然鑽石不是一種愛情寶石，配戴它卻能確保忠貞，讓吵架的戀人和好。當然，現在它是婚戒中最受歡迎的寶石，部分原因是大量的廣告宣傳（但也許其它的寶石會更合適）。這方面的用法沒有古代的歷史根據可考。

★ 因為它的堅硬度跟太陽有關，配戴鑽石或運用在咒術中能增強體力。在古羅馬把它鑲在鋼戒指上，配戴時讓它碰觸到皮膚，能讓人英勇膽大並獲得勝利。現代人仍然會為了勇氣配戴它。

★ 在古印度的魔法中，在戰場上或有衝突的場合，配戴鑲了鑽石的白金戒指或銀戒指，或將它固定在左手臂上，能讓人獲得勝利。

★ 鑽石具有閃亮的特質，長久以來被視為守護寶石。要達到最佳效果，確保配戴者的好運，應該將鑽石切割成六個琢面。

★ 令人驚訝的是，儘管具有上述的這些相關特質，配戴鑽石卻會讓人獲得安詳感，它能降低惡夢，在上床時間到時，產生助眠的效果。

★ 可嘗試在柔和的燭光下，對著切割過的鑽石做占卜凝視，它內在世界中的色彩和光線會讓你暈眩出神。

翡翠（Emerald）

能量 吸納性　**星球** 金星　**元素** 地

神祇 愛西絲、維納斯、穀神——席瑞絲（Ceres）、印度教主神——毗濕奴（Vishnu）　**相關的金屬** 紅銅、銀

力量 愛情、金錢、精神力量、通靈、保護、驅邪、視力

魔法／儀式傳說

翡翠鮮豔的綠色調代表我們的星球。

因為翡翠是市面上最昂貴的寶石之一，可參考第四部〈魔法替代寶石〉來取代它的位置。不過，正如第六章裡提到的，市面上仍買得到品質低而價格不貴的翡翠。可到各地的商店找找看，說不定能找到你需要的適合魔法用途的翡翠。

魔法用途

★ 如果想將愛情引進你的生活中，可買一顆翡翠，透過觀想將你的魔法需求輸進翡翠中，也可在觀想時，在翡翠附近放一根綠色的蠟燭。做完儀式之後，將這塊翡翠配戴在靠近心臟的部位或隨身攜帶。這樣做時不要讓翡翠被他人看見，當你遇到未來的情人時，你會知道吸引他或她的，不是這顆珠寶。

- ★ 翡翠經常被用在生意咒術和儀式中，用來提高銷售量，讓大眾更能察覺到這間公司的存在。
- ★ 配戴翡翠能增強記憶力〔這種用法是十六世紀的哲學家／神學家艾爾伯圖斯・麥格努斯（Pseudo-Albertus Magnus）推薦的〕，也能增加理解力和好口才。
- ★ 翡翠不僅能影響表意識，也能影響通靈（潛意識），能增加配戴者對通靈通靈能力的覺知。因為翡翠具有這種雙重效果，據說能給人對過去、現在和未來的所有知識。
- ★ 在世界各地都有人配戴或運用翡翠，在保護魔法中。以前人用繩子將翡翠綁在左手臂上以保護旅人平安。給被「附身」的人（有可能只是有癲癇症或氣喘病）戴翡翠能將他們體內的邪靈驅逐出去。
- ★ 凝視翡翠令人舒適的顏色，能緩解眼睛朦朧、疲倦或虛弱，讓視覺神經放鬆，恢復正常的視力。
- ★ 翡翠最奇特的用法也許來自印度，古代的印度人曾開出一種處方：在睡覺時配戴能防止遺精。
- ★ 為了達到魔法的最佳效果，古代的魔法師在文獻紀錄中表示，翡翠應該鑲嵌在銀或銅器中。

火石（Flint）

俗名 雷石（Thunderstone）、精靈射石（Elf-shot）、仙女射石（Fairy-shot）、精靈箭（Elf-arrow）、毒蛇石（Adder stone）

星球 火星　元素 火　相關的金屬 銀

力量 保護、療癒、占卜探查術

魔法／儀式傳說

- ★ 火石是一種適用於各種不透明水晶的籠統詞語，美國原住民廣泛的用在宗教和魔法儀式中。比方說，切羅基族的巫醫，在做治療之前會召喚火石的靈力。

★ 有一篇關於早期人類貿易的文章中提到，火石被用來製作大量的刀片。在歐洲各地都有發現過古代的火石刀，至今仍被當作護身符來使用。其他為人熟知的名字是「雷石」和「精靈射石」，這種礦石的起源至今仍然不為人知。

★ 愛爾蘭人將火石刀片鑲在銀器中隨身攜帶，保護他們不被淘氣的「仙女妖精」攻擊。在北歐，火石刀被視為家中的「神祇」般，獲得家人的尊敬；他們會將啤酒和融化的奶油倒在火石刀上，就像現在的印度人崇敬神聖的雕像般。

魔法用途

★ 古代的火石刀被當成護身符來使用，據說放在門的上方效力最強大。如果你得到一把古代的火石刀（或是現代的仿製品），可把它放在祭壇上或在做保護儀式時握在手中。

★ 在現代的巴西，火石被用在占卜探查術上，用來探查黃金、水源、寶石和其他地下寶藏。

現代的美國火石咒術

要治療頭痛，敲打火石幾下，當火花冒出來時，觀想疼痛從你頭往外散發出去，進入火花中，然後跟著火花消散。

螢石（Fluorite）

能量 投射性　　力量 精神力量

魔法用途

螢石是新時代的寶石之一，在市面上越來越容易買到。螢石由多種顏色和大量相互穿透結構的立方晶體所組成的。類似兩塊金字塔在底部相連的單晶，也能在市面上買到。

- ★ 螢石是近期發現具有影響力的寶石。螢石的用途似乎跟表意識有關，對矯正你的思維，減少情緒對某個情況的影響力很有用，讓人能獲得更正確的觀點。
- ★ 它能糾正使用者的分析能力，對推理和理解知識很有效。
- ★ 因為它會影響表意識，螢石能平息強烈的情緒，安撫情急拼命時那種大量又狂暴的思維、沮喪或憤怒。
- ★ 有些人會使用螢石來加強其它寶石的效果。

化石（Fossils）

俗名 海綿（Sponge）、女巫石（Witch stone）、菊石（Ammonite）、蛇石（Snake stone）、龍石（Draconites）

能量 吸納性　**元素** 空　**力量** 元素力量、前世回溯、保護、長壽

魔法／儀式傳說

- ★ 化石（或者說負面的印象）是千百萬年前的動物和植物死後的殘餘物，經過久遠的時間後變成了石頭。因為它們以前曾是某種生命體，因此化石跟第五元素「空」有關。
- ★ 在通靈意識的神祕語言中，化石代表時間、永恆和進化。化石是一種真實案例，表示大自然中沒有任何東西會澈底消失，就連史前時代的海洋生物也一樣，能量不會被毀滅，萬物只是能量的顯化，物質是可以轉換形態的。
- ★ 在儀式中使用化石是很古老的習俗，在歐洲新石器時代的埋葬地曾發現一些化石。它們為什麼會被放在那裡？我們只能靠猜測：為了保護嗎？或是引導死者通往另一個世界？還是協助重生？
- ★ 世界各地的薩滿把化石當作擴大能量的法力工具，很多現代的威卡教奉行者，會把化石放在他們的祭壇上，因為化石具有神祕的重要性。

魔法用途

在某個炎熱、沙塵滿天的早晨，我和大衛・哈靈頓（David Harrington）在南加州的沙漠中採集化石。古代的沙石幣（Ancient sand dollars）、雙殼（蛤蜊）貝殼和很多的珊瑚就出現在我們面前。

我們中午休息時，奇蹟般地發現了一條小溪流過紅褐色、布滿水晶的岩石堆中。我們坐在那條小溪邊時，一棵巨大的淺紫色沙漠樹木的樹脂香氣傳過來，在我們四周飄盪，當我們回過頭去看時，就發現了那些岩石。我們感謝大地跟我們分享它的寶藏。化石是奇異又美麗的魔法工具，雖然不是一般閃亮的寶石，但是古代生物和植物所轉化的，所以化石在寶石和水晶魔法中，具有一定的地位。

★ 一般來說，化石被用來當保護性的物件，可放在家中或是做成珠寶飾品來配戴，以增加天然的防禦力。在摩洛哥，人們會攜帶含有化石的寶石作為保護的用途。
★ 因為化石年代久遠，因此任何類型的化石，都能被當成增長壽命的護身符配戴。
★ 化石可以放在祭壇上，作為大地的象徵和不明確的時間涵義，或是增加魔法儀式的力量。
★ 有些類型的化石具有特殊的魔法用途。
★ 菊石，中世紀時的俗名為龍石，是螺旋形狀的海洋生物化石。由於它們奇特的外觀，被認為是從龍的頭上取下的寶石，綁在左臂上能獲得魔法的保護。在英國近代，這種化石被稱為「蛇石」。
★ 在英國某個時期發現的古代海綿體被稱為「女巫石」。它們是一種具有天然形成孔洞的圓形化石，人們會把它們串起來，當作串珠般的項鍊配戴，或是掛在屋內達到守護的目的。
★ 化石的沙石幣顯現出天然的五角星圖案，在威卡教者的祭壇上很常見，它們跟古代的守護象徵五角星圖和五大元素有關。因為這些沙石幣也是由第五元素空主宰，人們會隨身攜帶或用在魔法中，感應到地、水、火、風各界的元素之後，就可以開始施展元素魔法了（請參考第四部〈寶石快速查詢清單——元素主宰〉）。

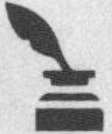

簡單的元素咒術

在開始任何儀式之前，先放一個沙石黳化石在你的祭壇中央，尖角要朝外，不要對著自己。右邊尖角附近放一塊綠松石，調整自己的頻率跟地元素一致。然後，以順時鐘方向沿著這個圖案，依序在每個尖角點放一顆黃水晶、一顆石榴石和一顆海藍寶石，分別代表風、火、水元素。當你擺放每顆寶石時，調整自己跟每一種元素保持和諧一致。

如果你手邊沒有這幾種特定的寶石，那就用第四部的〈寶石快速查詢清單〉中在每種元素底下的任一種寶石。

回溯前世

這個儀式要晚上做，配戴白水晶來保護你在通靈狀態時，不會受到過度的干擾或魔法傷害。注視著化石冥想，想著它不可思議的古老，連結它的頻率，感覺它的過去和現在的時間感。

接下來，在一個只有燭光的房間裡，或是有月光從窗外灑進來的房間，在你的吸納性手上握一塊化石。讓你的心靜下來，深呼吸，喚醒你的通靈覺知。

感覺這一世、這個身體、這種性格從你身上慢慢消失，沿著你生命（靈魂）的能量往前回溯，回到這一世出生前、另一世死亡前、回到另一個前世。

如果你重新經歷一個人生，或是出現某個令你困擾的體驗，那就放下化石，這樣你就能回到今生今世了。

我對前世回溯有一種複雜的情緒，雖然這個儀式很簡單，但我很猶豫，不知道該不該把前世回溯的儀式放進這本書中。這是一個容易伴隨自我錯覺的領域，然而，如果你對這種事情很感興趣，自己嘗試做前世回溯總比找別人做好多了，而且化石能為你打開這道門。

琥珀和黑玉，還有木化石與珊瑚這兩種化石會在本書中分開討論，因為它們是前世回溯很出名的魔法工具。

石榴石（Garnet）

能量 投射性　星球 火星　力量 療癒、保護、體力

魔法／儀式傳說

★ 在十三世紀，人們會配戴石榴石來防蚊蟲。

魔法用途

★ 配戴火紅色的石榴石可增強體力、耐力和精力。配戴或在魔法中使用，能為儀式的目標提供額外的能量。做耗力的事情時（如爬山、熬夜唸書、費力的儀式工作等）可配戴或攜戴石榴石。
★ 石榴石是一種投射性寶石，可當作保護性用途來配戴。五百年前的人認為它能趕走邪魔和夜晚的鬼魂。現在石榴石就跟很多投射性寶石一樣普及，被視為強化靈氣和建立高度正能量護盾的寶石，能在接觸時排斥負能量。假設你在晚上配戴一塊石榴石，觀想它在保護你；一個本想搶劫你的盜匪可能會突然決定讓你離開，可能被你釋放出來的「惡勢力頻率」給「嚇跑了」。石榴石特別適合當作防盜賊的護身石。
★ 在中古世紀，人們會在石榴石上雕刻一頭獅子的形象，隨身攜帶保護自身的健康，尤其是在旅行期間的健康。
★ 石榴石可當作療癒寶石，用來減輕皮膚病的症狀，尤其是發炎的毛病。它也能調節心臟和血液。
★ 在過去，朋友們分別時會交換石榴石，象徵對彼此的情意，並在魔法上確保他們將來有機會再見面。

晶洞（Geode）

俗名 艾提特石（Aetites）、艾奇特石（Echites）、鷹石（Eagle stone）、雷蛋（Thunder egg）

能量 吸納性　元素 水　神祇 偉大的母神

力量 冥想、生育力、分娩

魔法／儀式傳說

- ★ 在中古世紀，人們認為老鷹最喜歡晶洞，牠們會把晶洞放在巢穴內。
- ★ 圓形和布滿水晶的晶洞象徵蛋，也跟偉大的母神有關。

魔法用途

- ★ 晶洞是一種凹洞裡布滿水晶的礦石。所有的水晶都是在晶洞內形成的，有可能是四分之一英哩長的晶洞，也有可能是放在你手掌上的小晶洞。其他的晶洞裡雖然不會有分離的水晶，但切割後，會顯露複雜的礦石圖案。
- ★ 紫水晶晶洞是地球上最美麗的物件之一，切割或破開之後，會看到一大簇的紫水晶朝向中央生長。陽光照射在晶洞上時，會出現令人炫目的光芒。有時候長形的晶洞被稱為「紫水晶圓木塊」（Amethyst logs），通常市面上都能買到，也值得三到四位數（美金）的價碼。如同瑪莉．史都華（Mary Stewart）暢銷的亞瑟王朝小說《水晶洞穴》（The Crystal Cave），令人聯想到魔法師梅林的洞穴。
- ★ 紫水晶晶洞或是任何一種晶洞中含有分離的水晶塊，可以讓人在靜坐時握著，或當冥想的物件來使用。
- ★ 晶洞放在祭壇上或握在手中，可以用來聚集晶洞內特定寶石的力量。在施展魔法時，使用你的觀想將這些力量釋放到魔法目標上。
- ★ 晶洞也可以放在床邊補充能量，來增加生育力和促進受孕的機會。
- ★ 神學家艾爾伯圖斯．麥格努斯（Albertus Magnus）推薦攜帶或配戴晶洞，來吸引愛情和避免早產或流產。

赤鐵礦（Hematite）

俗名 火山噴岩（Volcano spit） 能量 投射性 星球 土星
元素 火 力量 療癒、接地、占卜

魔法／儀式傳說

★ 赤鐵礦是一種奇特的寶石，很沉重、密實，呈銀黑色。它的名字本身就很神祕，對古人來說，赤鐵礦是我們現在所知的血石，所以幾乎所有老舊的魔法資訊書籍中都把「赤鐵礦」當作血石看待。不過這種赤鐵礦在雕琢輪上琢磨時會「流血」，產生看起來很像血的汙跡，至少我聽說是這樣。

★ 赤鐵礦是很精緻、引人注目的寶石，在義大利和其他地方是被做成項鍊，當作「火山噴岩」來賣。關於赤鐵礦的魔法資訊很稀少。

★ 赤鐵礦具有奇特的「自癒」功能，在寶石表面弄出小刮痕後，用你的手指摩擦一下，這個刮痕可能就消失了。

魔法用途

★ 據說赤鐵礦具有將疾病排出體外的強大功能，可握在手中觀想，然後直接放在患部的皮膚上就能消除疾病。用小塊寶石做成的項鍊可以做為療癒功能來配戴。

★ 配戴赤鐵礦能達到接地和穩定的效果，讓人更能將注意力集中到物質世界中。

赤鐵礦的凝視占卜法

在陰暗的房間，點一根紅色蠟燭，在蠟燭面前坐下，握著一大塊赤鐵礦，讓蠟燭的火焰從寶石上反射出來。凝視這個反光，觀想一個問題。答案就會出現在你心中。

聖圈石（Holey Stones）

俗名 孔狀石（Holed stones）、聖石（Holy stones）、奧丁寶石（Odin stones）

能量 吸納性　元素 水　神祇 奧丁、偉大的母神

力量 保護、防止惡夢、健康、通靈、視力

魔法／儀式傳說

★ 在《詩體埃達》（Poetic Eddas）裡，奧丁將自己變成一條蟲，鑽進一塊岩石的孔中，偷竊「詩集裡的蜜酒」，也許就是因為這個神話的關係，孔狀寶石就被稱為「奧丁石」。

魔法用途

在某個颳風的日子，我開車出城，來到一處伸入太平洋的陸地，我爬過布滿海泡的鋸齒狀岩石，到一處很偏僻的海灘。我氣喘吁吁地站在上面往下看，一眼望去，我看到明亮的白色海灘上有幾十顆聖圈石。我撿起其中一塊，感謝女神賜我這個禮物，把它帶回家放在我的祭壇上，用這塊孔狀石代表創造萬物的母神。

★ 這些石頭內天然形成的孔狀是經由風浪沖刷、海中生物或其他方式侵蝕而成的，長久以來聖圈石被人視為珍貴的保護石。
★ 民間對聖圈石有無數種用法，人們會掛在床柱上防止惡夢。近代的英國人，會用紅色帶子將孔狀石子串起來，掛在床邊防止惡夢。這似乎是一種古代魔法留存至今的方法，現在可能仍有人使用。
★ 聖圈石可以戴在脖子上作為一種魔法保護石，也可以放在家裡或掛在前門，或掛在靠近寵物睡覺的地方保護牠。
★ 要協助身體療癒的過程，可對聖圈石賦予吸收疾病的能力，把這顆石子放進一缸溫熱的鹽水中，在水裡浸泡幾分鐘。每天重複一次，持續一個禮拜，做完後要淨化石子，必要時可重複此方法。

★ 在英國，有些女智者會運用聖圈石為兒童舉行療癒儀式。女智者會用聖圈石摩擦病童的身體，以魔法來消除疾病，因為這種寶石會吸收病氣。這種奇特的儀式也可用在成人身上，保持健康。

★ 聖圈石內存在著強化通靈力。找一個無人的荒地，最好是在月光下，舉起一塊聖圈石到一隻眼睛的高度，閉上另一隻眼睛，用一隻眼睛從聖圈石中看出去。你可能會看見一些幻象、靈魂或是非物質實體。

★ 在白天，從聖圈石中看出去（在家裡也可以做），據說能改善視力。

翠玉（Jade）

俗名 Piedra de hijada（西班牙文，意指「側腹寶石」）

能量 吸納性 星球 金星 元素 水

神祇 觀音菩薩、埃及女神——瑪特（Maat）、佛陀

力量 愛情、療癒、長壽、智慧、保護、園藝、興旺、錢財

魔法／儀式傳說

★ 翠玉一直被用來製作樂器，包括木琴、銅鑼和風鈴。敲打翠玉時，會產生一種共鳴的聲音，這種樂器曾被用在中國、非洲各地和美國印地安霍皮族（Hopi）的儀式中。

★ 在中國，玉石是一種神聖的寶石，月亮和大地的祭壇都會用玉石裝飾，與佛陀和各種神祉的雕像。此外，翠玉也經常被放進陪葬品裡，因為人們相信翠玉會給死者精氣。男人們會互相交換雕刻兩個男人圖像的翠玉，作為友誼的象徵。

★ 在紐西蘭，毛利人會在軟玉（類似玉石的寶石）上雕刻祖先的形象，通常會放兩顆珍珠當眼睛，稱為護符玉（Hei tiki），通常會在一些典禮儀式場合中配戴。翠玉本身就被視為一種吉祥物。

★ 據說翠玉具有影響天氣的力量，人們會用力把它丟進水裡，以求帶來水氣、雨水或雪。

魔法用途

★ 翠玉是古代吸引愛情的寶石，中國人會在玉石上雕刻蝴蝶，配戴在身上吸引愛情，或是給喜歡的人，希望能得到對方的愛。女人經常會把翠玉當作訂婚禮物送給男人，男人也常在婚禮之前將翠玉送給新娘。

★ 翠玉令人舒服的綠色具有療癒力，配戴能幫助身體自癒，同時能調理潛在的、非物質界顯化出來的疾病問題。對腎臟、心臟和腸胃毛病特別有幫助。

★ 翠玉可用來預防疾病和健康問題，古代的馬雅人配戴翠玉護身符，來防止腎臟病和膀胱問題。

★ 中國人在翠玉裡感應到延壽的力量，配戴刻了蝙蝠、熊和鸛鳥圖案的玉石，也是為了達到此效果。同樣的，中國人相信用玉碗來裝飯菜，玉石的能量會散發到食物中。

★ 配戴一塊翠玉做園藝，能提升植物的健康，把四塊翠玉埋在園子裡的四個角落也有這種效果。

一個古老的咒術（在此介紹，純粹趣味）

找一塊完美的正方形玉石，在每個角落上面刻一個數字：1、8、1、1。

把這塊玉石鑲在純黃金中，日出時，轉頭面向太陽，對著這塊護身石吸三口氣，然後唸「索斯」（譯註：Thoth，古埃及的月神和魔法神）五百遍。等到日落時，對著玉石吐三口氣，重複說「索斯」五百遍。這一切做完之後，這塊護身符就完成了。用一條紅線綁住它，帶在身邊能防止別人強迫你順從他們的心意。

★ 配戴翠玉能將錢財引進你的生活中，在玉墜或玉戒指上灌輸吸引錢財的能量，然後配戴它，下意識地讓自己接受金錢。創造一種對金錢的正面態度，觀想自己有效和有創意的使用金錢。若是想著「金錢帶來的麻煩」這種沮喪的觀念，會阻礙你的財運。

★ 當你思考一樁生意交易時，在慣用手握一塊翠玉幾秒鐘，讓你吸收它充滿財運興旺的能量，再決定要採取哪一個步驟。

★ 配戴、攜帶或把翠玉放在三眼輪的位置上，能接收智慧。順帶一提，智慧並不是知識，智慧是將吸收的知識正確的運用或保留不用。翠玉能強化心理官能，協助理性思考。

★ 翠玉是投射性的，能協助防止意外，適當的警覺性能避免不幸事故發生。它能跟紫色蠟燭一起放在祭壇上，或是在防禦魔法中配戴在身上。

碧玉（Jasper）

俗名　葛格（Gug，古亞述語）、祈雨石（Rainbringer，美國印地安人）

能量　種類繁多（請看下頁）　　星球　種類繁多（請看下頁）

元素　種類繁多（請看下頁）　　力量　療癒、保護、健康、美容

魔法／儀式傳說

★ 美國印地安人在祈雨儀式中使用碧玉，因此稱它為「祈雨石」；早期的美國居民也用它來占卜。

★ 埃及國王納卻斯普斯（Nechepsus）在綠色碧玉上刻了被陽光包圍的龍，配戴在身上用來強化消化系統。

魔法用途

碧玉是一種很普通的寶石，一種不透明的玉髓，玉髓也是一種水晶。

★ 人們發現了很多種顏色的碧玉：紅色、褐色及最普遍的綠色，從古早時代就開始運用在魔法中了。

★ 一般來說，配戴或攜帶碧玉，是為了促進心理處理事務的過程，克制可能會導致災難狀況的危險欲望，或突發的念頭。

★ 碧玉是一種守護寶石，能同時防止物質界和非物質界的危難。

★ 在分娩時握著一塊碧玉，能保護產婦和她的嬰兒。配戴在身上也能減輕疼痛，特別是生產時的疼痛。

★ 配戴雕刻完美箭頭的碧玉，能為使用者吸引好運。

每種顏色有它個別對應的魔法屬性和用法，如下所述。

寶石類別	能量	星球	元素
	魔法屬性		
紅碧玉（Red jasper）	投射性	火星	火
	隨身攜帶刻了獅子形象或弓箭手的紅碧玉，能防止中毒和治療發燒。這是一種運用在防禦魔法中的上好寶石，因為它會把負能量送回去給原主人。在療癒期間和做健康咒術時，也能隨身攜帶或使用它。年輕的女性配戴紅碧玉，能增加美貌和優雅。		
綠碧玉（Green jasper）	吸納性	金星	地
	這是一種療癒和健康的護身石，用一圈綠蠟燭圍繞綠碧玉，能促進身體痊癒或是驅逐病氣。配戴它能防止妄想，促進良好的睡眠品質，也能使人對他人的情緒和心理狀態感同身受。		
褐色碧玉（Brown jasper）	吸納性	土星	地
	配戴褐色碧玉能讓人集中精神和心情沉穩，尤其是做了費力的魔法儀式、通靈或靈性工作後。如果你有這種傾向，腦子總是想些虛無飄渺的事物，嚴重到危及你的現實生活時，可配戴褐色碧玉。		
雜色／斑點碧玉（Mottled jasper）	投射性	水星	風
	配戴雜色碧玉能防止淹水，據說刻上等長的十字型會特別有效；十字代表四大元素、根基和控制。		

黑玉（Jet）

俗名　女巫的琥珀（Witches’ amber）、黑琥珀（Black amber）

能量　吸納性　　星球　土星　　元素　地、空

神祇　生長和植物女神——西布莉（Cybele）

相關的藥草　薰衣草、鼠尾草

力量　保護、防止惡夢、好運、占卜、健康

魔法／儀式傳說

★ 黑玉是數百萬年前的木頭變成的化石，是看起來像玻璃的黑色寶石。因為它是黑色，所以跟地元素有關，但由於它的起源是有機物，所以也跟空元素有關。

★ 黑玉分享了跟琥珀一樣的屬性，摩擦時會產生電力。由於黑玉神祕的本質和電力的屬性，長久以來被視為魔法寶石。

★ 據說長期將黑玉配戴在身上，會吸收配戴者部分的「靈魂」，雖然這對大部分的寶石來說都是真的，但有人認為黑玉的威力成雙倍，這種寶石要小心保護，免得落入壞人手中，被用來操控原來的配戴者。

★ 古希臘的生長和植物女神西布莉的信徒，會配戴黑玉來得到女神的眷顧。現代的園丁也會配戴黑玉，讓他們的植物長得更茂盛。

★ 黑玉跟琥珀一起神奇地「結婚了」，在史前時代的墓地中也發現了黑玉。可能是放在那裡為死者帶來好運或保護死者的骨骸。現代的威卡教女祭司，尤其是遵從已故的傑拉德・加德納（Gerald Gardner）推行的基本儀軌的信徒，通常會配戴琥珀和黑玉交替成串的項鍊。

黑玉是一種奇妙的寶石，但要小心，市面上賣的黑玉有些其實是黑色玻璃。一定要跟可靠的商家購買。

魔法用途

★ 黑玉是吸納性的，會吸收能量，尤其是負能量。這使它變成一種保護性的物件，可以製成串珠配戴，隨身攜帶，或是在做保護儀式時放在白色蠟燭旁邊。這是保護住家最好的守護石，可放置家中。

★ 在古代的大不列顛，海女巫和漁夫的妻子，常會把黑玉當成珍貴的強大魔法護符。她們在家中的火爐裡把黑玉當成香品一樣燃燒，以保護她們外出的丈夫。

★ 有時候將一小塊黑玉短暫的放在新生兒腹部，可有保護作用。這也是一種旅人特別的護身符，配戴它在旅途中或是身在奇怪的國家，可防止遭遇危險。在中古世紀，人們會在黑玉上雕刻甲蟲的圖案，配戴在身上當護身符。

★ 想要防止惡夢，確保一夜好眠，可配戴黑玉上床睡覺，放一塊在枕頭底下，或是掛在床柱上。

★ 黑玉也能強化通靈覺知，放幾塊黑玉的碎片到透明玻璃瓶內，裝滿水，放在太陽底下幾個小時，直到水變暖為止。把黑玉過濾掉，想要連結通靈意識之前，喝下這瓶水。

★ 少量的黑玉粉也能加到適合通靈的香品中，或者把黑玉粉放在發熱的黑炭塊上，讓你的心靜下來，凝視它冒出的煙霧占卜。

★ 黑玉也能用在健康和療癒的咒術中，配戴在身上能讓體內保持適當的能量流，避免生病。燃燒薰衣草和鼠尾草的療癒火焰或是煙燻時，用黑玉加上藍色蠟燭也能促進健康。

古代人運用黑玉占卜的方法

如果你有一把大型的斧頭和一個火爐（或是烤肉用的火坑）。把這個斧頭放在火中，直到它出現紅點時，對黑玉唸咒或施魔法。心中想著一個問題，或觀想你未來可能發生困擾的事情。

當斧頭變熱後，把斧頭從火爐中拿開，把黑玉放到斧頭上。如果黑玉燒起來，答案就是「是」，或者這個行為是吉利的。如果沒燒起來，這把斧頭和黑玉已經決定相反的答案。

紫鋰輝石（Kunzite）

能量 吸納性　　星球 金星、冥王星　　元素 地

力量 放鬆、安詳、接地

魔法用途

在聖地牙哥一場寶石和礦石展中，我站在一個展示了幾十顆美麗的粉紅色和淺紫色紫鋰輝石樣品攤位前，這些寶石從一英吋長到半英尺長的尺寸都有。光是站在那裡，就能很明顯感覺到，這些紫鋰輝石散發出來的一種祥和能量。

「握住這顆，它有沒有讓你平靜下來？」一個女人問她的同伴，把一小塊寶石壓在他的手上，他說「有」。但價格卻是令人壓力很大的九十五美元。品質最好的紫鋰輝石似乎是淺紫色調的，我聽說曝曬在陽光下太久會失去它鮮豔的色彩。紫鋰輝石價格很昂貴，我買了一個硬幣大小的寶石就花了九塊錢。

紫鋰輝石是一種蠻「現代」的寶石，古代的資料裡沒有提到它，然而使用過它的人，很快就為它找到了好幾種魔法用途。

- ★ 在魔法上，紫鋰輝石握在手上或配戴在身上能產生放鬆感，能釋放壓力，紓解肌肉緊繃感，因此，我們通常會帶在身上減輕日常生活中的壓力。把紫鋰輝石壓在身上緊繃的肌肉上，也能紓解肌肉壓力。
- ★ 如果你的工作壓力很大，可放一塊在你的書桌上或靠近你工作檯的地方。用你慣用手握著它，能紓解壓力。在車上放一塊紫鋰輝石，碰到交通堵塞時能幫助你放鬆。
- ★ 如果你覺得能夠負擔的話，可在車上放一小塊紫鋰輝石當護符，確保在開車時不會惹出麻煩事來。
- ★ 紫鋰輝石就跟紫水晶一樣也是會產生安詳感的寶石，隨身攜帶或是凝視著它能鎮定憤怒、緊張或恐懼的情緒。
- ★ 紫鋰輝石是一種集中精神、沉穩接地的寶石，所以配戴或攜帶能讓人更「腳踏實地」。
- ★ 紫鋰輝石對吸引愛情也有效，寶石隱藏著很多祕密等待人們去發掘。

青金石（Lapis Lazuli）

能量 吸納性　星球 金星　元素 水

神祇 愛西絲、維納斯、埃及女神——努特（Nuit）

相關的金屬 黃金

力量 療癒、喜悅、愛情、忠貞、通靈、保護、勇氣

魔法／儀式傳說

★ 長久以來，青金石一直跟許多國王和王后有密切的關聯。
★ 在古代的蘇美人中，青金石跟一般的神祉更是有緊密的關係，隨身攜帶它，就能得到某個神祉強大的魔法力量，因為這種寶石存在所有神靈的力量。有人說青金石具有神祉的靈魂，能讓「寶石的擁有者心生歡喜」。
★ 青金石是最受蘇美人喜愛用來製作圓柱圖章的材料，在圓形的小塊寶石中，雕刻神祉的形象和他們的象徵符號，蓋在塗了濕泥的文件中當作「簽名」用，也被當作珍貴的護身符和幸運法寶。
★ 有人相信青金石美麗高貴的藍色中，含有金色黃鐵礦斑點的寶石，具有金星和火星的影響力，因為黃鐵礦是由火星主宰的。由於黃鐵礦的含量很少，這聽起來不太有說服力，有些青金石裡幾乎沒有黃鐵礦。

魔法用途

★ 青金石是一種蠻昂貴的寶石，具有療癒和撫慰的效果，只要讓青金石觸碰到身體就能改善心理、肉體、靈性、通靈和情緒狀況。
★ 可特別用來退燒和減輕血液的疾病。養成配戴青金石的習慣，能強化視力。在任何療癒儀式中握在手中，或放在藍色、紫色蠟燭中央，能幫助魔法師集中能量到魔法結果上。
★ 如果你為朋友舉行療癒儀式，握著青金石觀想病人成為一個已經復原、健康和完整的人。觀想這個能量流進寶石中，然後放大能量到這個指定的人身上。

★ 青金石是一種提振人心和靈性的寶石，它的深藍色反映出它安詳的振動頻率，對紓解憂鬱和提升靈性很有用，也是一種很棒的冥想用寶石。青金石會刺激配戴者溫和有禮的性格。

★ 青金石可用在專門吸引靈性之愛的儀式中。

拿一顆未打磨過、有銳角的青金石。

把你對愛情的需求投注在這顆寶石和一根粉紅蠟燭中，然後用青金石在蠟燭上刻一顆心。把這顆寶石放在燭台附近，燃燒蠟燭同時觀想愛情進入你的生活中。

★ 青金石被視為一種強大的忠貞護符石，所以配戴它能加強兩人的親密關係，讓戀人的感情加深。

★ 或許現在它最常見的用法是強化通靈覺知。青金石會打破表意識對潛意識（通靈）的控制，讓直覺產生的意念能被覺察到。配戴青金石項鍊或手握一塊青金石，更能讓你感知到平常不容易察覺到的意念。

★ 要增加你的通靈覺知（即你接通這種資訊的能力），可每天配戴青金石，或者只在你凝視占卜、向寶石塔羅問事，或是以象徵符號心靈對話的時候使用。記住，這種占卜方法和跟相關的儀式通常都是為了放鬆表意識的一些「技巧」。

★ 青金石也是一種保護性的寶石，對小孩特別有效。在現代的印度，人們會用金線將青金石珠子串起來，做成項鍊給小孩配戴，確保他們的健康、成長並得到保佑。以前人會把這種項鍊掛在小孩的脖子上，趕走恐怖和惱人的幻象。

★ 青金石能產生勇氣的影響力，也能運用在成人身上，或許是因為它具有通靈和保護的屬性。

★ 儘管青金石的價格有點貴，仍是每個寶石魔法師都需要擁有和使用的寶石。

火山岩（Lava）

能量 投射性　星球 火星　元素 火
神祉 夏威夷火山女神——佩樂（Pele）　力量 保護

魔法／儀式傳說

★ 火山是古代創造力的象徵物。火山爆發代表四大元素的運作：地和火混合創造了火山岩，它具有液體流動的性質（水），還有煙（風）從火山口往上升。當火山岩接觸水，冷卻後會創造出新的土地，讓大地板塊朝海中延伸出去。在世界很多地方，因火山岩驚人的特質，而被當作有魔法功能的聖物。

★ 在歐洲人發現夏威夷之前，人們用火山岩來建造「黑奧」（Heaiu，神廟），以前這些神廟是宗教和魔法活動的中心。黑奧具有不同的功能，有的神廟是包含完整藥草園的治療中心；有的神廟供奉漁人的神祉；還有一些是信仰戰神庫卡利摩庫（Kukailimoku），這位戰神是夏威夷國王卡美哈梅哈（Kamehameha）著名的守護神。

★ 現代的夏威夷人仍會按照古老的傳統，去療癒神廟尋找藍色的火山岩，他們會用一種朱蕉（Ki/Ti）植物的葉子包裹這塊火山岩，把它放在地上，請求得到療癒。這種習俗至今仍然很普遍，如果你去某一間神廟，尤其是像位在檀香山上的奇雅瓦（Keaiwa Heaiu）這種療癒性的神廟，你就會發現有很多用這種葉子包著的火山岩。

每天都會有不留心的觀光客買了這種火山岩後，又寄回夏威夷火山國家公園的訪客中心，他們經常還會附上一封信說，自從拿走這些岩石之後，他們就遭遇了很多苦難。

★ 夏威夷古老的火山、毀滅和創造女神——佩樂，嫉妒她的岩石，人們拿走她的火山岩卻沒事先給她供品（例如獻上夏威夷產的花果：ohelo、ohia lehua、kalo、芋頭或是現代的琴酒等），再請求她允許人們帶走火山岩。若沒有事先這麼做，肯定會招來超自然界的麻煩事。

魔法用途

★ 世上著名的火山岩有兩種夏威夷的名字，「厄阿 a' a」是一種粗糙塊狀的火山岩，被視為投射性或陽性的岩石，具有最強大的魔法保護力。「帕荷荷 Pahoe hoe」或是細緻的火山岩是吸納性或陰性的。但兩種效果都很好，因為它們的源頭是火山，我把兩種都列為投射性能量。
★ 在祭壇上放一小塊火山岩，或是放在口袋裡隨身攜帶，可當作強大的護身符。用火山岩圍繞一根白色蠟燭，每天燃燒十五分鐘，可做一般的家庭防護。
★ 懷疑可能遭到精神攻擊時，用鹽水泡澡可獲得保護，然後用九或十三小塊火山岩，面向東方坐在地面或地板上。在離你幾英呎外的地方從東方開始，逐一放下一塊火山岩，形成一個完整的圓圈環繞你的身體。感覺火山岩的保護能量噴發出來，或想像噴出明亮的岩漿，下意識或潛意識排斥負能量，將它送回發起人。必要時可重複使用這個方法。

鋰雲母石（Lepidolite）

俗名 安詳寶石，和平寶石　能量 吸納性　星球 木星、海王星
元素 水　力量 安詳、靈性、好運、保護、防止惡夢、通靈、愛情

魔法用途

在帕拉印地安人保留區（Pala Indian Reservation）的小山上，從聖地牙哥往北開車一小時左右，有豐富的結晶花崗岩區。在這些山區發現了粉紅色、紅色、綠色和多彩的碧璽、雲母石、綠柱石、摩爾根玉（Morganite）、希登石（Hiddenite，一種綠色的鋰輝石）、紫鋰輝石，還有很多的鋰雲母石。

兩到三英呎高的鮮豔淺紫色寶石，在陽光下閃閃發光。貫穿整塊岩石的是很多簇粉紅碧璽，那真是令人震驚又嘆為觀止的景象。鋰雲母石是含有豐富鋰金屬的紫色調雲母石，鋰是一種既美麗又輕軟脆弱的金屬，不過，如果發現到的形態夠硬，還可以雕成蛋形和球形，大部分的材料都很

容易碎。有的鋰雲母石內還有粉紅碧璽貫穿其中。因為鋰雲母石不是一種寶石，所以不容易在店裡買到。但已經有越來越多的寶石魔法師，注意到它的功能，以後會更容易在市面上找到。

★ 鋰雲母石是一種令人感到鎮定的寶石，很少製成珠寶，通常都是為了紓解日常生活中的壓力而攜帶在身上。
★ 鋰雲母石能緩解怒氣、怨恨或任何負面的情緒，只要握在慣用手中幾分鐘，深呼吸。若要讓整間屋子平靜下來，可用幾顆鋰雲母石環繞一根粉紅色的蠟燭。
★ 由於它具有鎮定的效果，有時候又有鮮豔的紫色，鋰雲母石可以用在提升靈性的儀式中，或是隨身攜帶以提升靈性。
★ 攜帶鋰雲母石能為使用者帶來好運，也能趕走負能量，不過它的防護功能並不是很強。
★ 想要獲得一夜好眠，不做惡夢，可在靠近床頭板處放幾塊鋰雲母石。
★ 現在有些寶石魔法師會用鋰雲母石來增強通靈覺知。有一種簡單的方式，是在你的祭壇上的幾根黃色或藍色蠟燭中間，放一大塊鋰雲母石。在此祭壇面前坐下來，試著打破你的表意識的掌控。
★ 鋰雲母石中鑲崁粉紅碧璽，有助於提升愛情，或鎮定經常擾亂感情關係的負面情緒很有效，這是一種讓人感情和諧的寶石。

孔雀石（Malachite）

俗名 馬拉庫（Malaku，希臘語，意指「錦葵」） 能量 吸納性
星球 金星 元素 地 相關的藥草 錦葵（Mallow）
力量 力量、保護、愛情、安詳、生意興隆

魔法／儀式傳說

★ 配戴一小塊孔雀石能預測即將出現的危險，傳說這種寶石在危險快要發生之前會碎掉，以警示配戴者。

魔法用途

- ★ 這種美麗寶石具有各層次色調的綠色，長久以來被用在為魔法儀式增加額外的能量。配戴它、手握它或放在你的祭壇上，能增加你傳送力量到魔法目標的能力。古人認為刻上發亮的太陽形象效果最好。
- ★ 雖然孔雀石是祥和的藍綠色，卻經常用在防護魔法中，尤其是跟保護小孩有關。配戴孔雀石做成的串珠或吊墜項鍊，能防止負能量和現實世界的危險。孔雀石是旅人的護身石，據說對預防摔倒特別有效。
- ★ 配戴孔雀石項鍊，讓它觸碰靠近你心臟的皮膚，能擴展你愛人的能力，能吸引愛情到你身邊。或者，將孔雀石用在吸引愛情的咒術中，如下。

把孔雀石放在一塊蝕刻金星圖案（♀）的銅器上，這個符號是一個圓圈下方有個等長的十字架。在寶石後方放一根綠色蠟燭，讓它每天燃燒十五分鐘，在此同時，觀想你自己處在親密的感情關係中。

- ★ 它深綠的顏色有撫慰人心的效果，凝視孔雀石或用吸納性的手握著它，能放鬆緊張的神經，讓激動的情緒冷靜下來。如果配戴孔雀石睡覺能提升寧靜感，有助一夜好眠。握在手中能消除沮喪感。
- ★ 將幾個小塊的孔雀石放在生意場所的每個角落，或放一小塊在收銀機內，能吸引顧客上門。在生意會議中或是展覽會上配戴它，能增加你得到好交易和銷售機會的能力。這是適合推銷員使用的寶石。

大理石（Marble）

俗名 尼可馬（Nicomar） 能量 吸納性 星球 月亮
元素 水 力量 保護、成功

魔法用途

大理石是一種含有二氧化碳的石灰。珊瑚、方解石、石灰岩、石筍、白堊、貝殼和骨頭都是石灰，不過它們都有許多不同的魔法用途。

★ 大理石適用在防護咒術上，用大理石做成的祭壇，不管是全部或部分大理石，都是最理想的防護咒術的核心（有些魔法師會將一塊大理石石板放在祭壇上）。大理石桌和大理石製的配件對家庭都有保護性。在印度，大理石可以做為個人的護身符隨身攜帶或配戴。
★ 一般來說，大理石也可以用在跟個人成功有關的咒術中。

雲母石（Mica）

能量 投射性 星球 水星 元素 風 力量 占卜、保護

魔法用途

雲母石是泛指細薄柔韌水晶礦石的通用詞語，是一種很普通的礦石。

★ 拿一片至少一英吋正方形的雲母石，在滿月的月光下觀想你對自己的通靈力量具有完整的掌控力。讓雲母石發亮的表面映照到月光，輕輕地在手上移動這塊寶石，讓它的微光鈍化你的意識，擴展你的通靈覺知並預知未來的事件。
★ 攜帶雲母石也能獲得一般的保護效果。

月光石（Moonstone）

能量 吸納性　星球 月亮　元素 水

神祇 愛西絲、黛安娜、賽琳娜（Selene）、所有的月亮女神

相關的水晶 白水晶　相關的金屬 銀

力量 愛情、占卜、通靈、睡眠、園藝、保護、青春、減重

魔法／儀式傳說

★ 月光石是一種藍色、白色或粉紅色的長石，會發出乳白色光芒，在魔法傳說中跟月亮息息相關。事實上，因為這種緊密的關係，很多人會在相對應的月相時期使用它。有人說，在月相漸盈期間使用，它的魔法效力更強大，在月相漸虧期間效果較差。然而，有些人說，在月相顯然漸虧時期最適合做占卜儀式，下方會詳細的描述這種儀式。

★ 長久以來月光石一直被獻給在月亮女神，威卡教儀式珠寶經常會用銀鍊和月光石製作。有一種月亮魔法棒，可以在銀管上方加一大塊月光石來製作，可將它用在魔法儀式中。

魔法用途

★ 吸納性的寶石，能吸引愛情。配戴或攜帶月光石能將愛情帶進你的生活中。在滿月之夜的月光下，用一圈凸圓形的月光石環繞一根粉紅色蠟燭，點燃這根蠟燭，觀想自己處在親密的愛情關係中。

★ 月光石也因它能解決戀人間的問題而獲得重視，尤其是對激烈爭吵過後的情侶特別有效。握一顆月光石，灌輸愛的能量給它，把它送給跟你吵架的伴侶。如果能跟他或她一起做這個儀式更好，然後互相交換月光石。

★ 因為它跟帶來睡眠的月亮有關，所以經常會被放在枕頭下，或是配戴月光石串珠項鍊睡覺，能確保一夜好眠。

★ 如同孔雀石和翠玉一樣，月光石也跟園藝有關。在栽種或澆水時配戴，或將一小塊月光石埋在土裡，觀想你的園林充滿強大的繁殖力。想激發一棵樹產出豐盛的果實，可將一塊月光石綁在其中一根樹幹上。

★ 月光石也具有溫和的保護力，因為月亮似乎會行經黃道帶，因此月光石也成為旅人的護身石。離家時隨身攜帶或配戴，尤其旅行期間得經過水域時更有效。這是送給職業或業餘航行者，和坐客輪離開的朋友最佳的禮物。在送禮之前，先灌輸保護的能量到這顆寶石中。在游泳時戴月光石戒指，也能保護人們在水中得以平安。

★ 配戴月光石，或在做更新、保持青春外貌、年輕心態的儀式中使用月光石也很適合（內心年輕的態度比青春的外貌，更具有說服力）。

★ 如果你想減重，或許月光石能幫助你。不要節食，重新規劃你的飲食習慣。在固定的間隔時段吃少量的餐點，避免糖類和脂肪的攝取，少吃紅肉，多吃點生菜或清蒸蔬菜，多吃新鮮水果，然後配戴輸入減重能量的月光石。

滿月之後的第三個晚上，在明亮的光線中，裸身站在全身鏡的面前，仔細研究你的身體，有必要的話可加另一面鏡子。要成功的執行這個魔法，你必須了解自己，接受自己的缺陷，然後允許自己改變。

對你看到的身體做嚴酷的自我分析，看到你希望減肥的部位。觀想新的自己「更瘦的你」，能夠控制你的飲食攝取而且活力充沛。然後，用非慣用手拿一塊月光石，同時繼續觀想這個新的身體和你想擁有的自律。用這塊月光石摩擦你身上有問題的部位，揉著這塊過多的脂肪，觀想它融化掉。讓月光石越過頭頂，協助你控制想吃不健康和會發胖食品的欲望。

最後，隨時隨地配戴或攜帶這塊寶石。當你感覺想吃起司蛋糕的時候，用非慣用的那隻手握住月光石，深呼吸十秒鐘，把食物的影像從你腦海中驅逐出去，然後改拿一顆鮮潤多汁的桃子或輕脆的紅蘿蔔棒。

★ 可以在滿月三天後，舉行一個預知未來事件的古老的儀式。

雙手握一顆月光石，同時觀想未來可能的行動路線，例如賣房子或是接受新工作。

然後把月光石放在你的舌頭底下，繼續觀想，幾秒鐘後，拿出寶石，結束你下意識保持這個觀想影像的努力。

如果這個影像仍繼續留在你的腦海中，或你的思緒繼續繞著這件未來的事情打轉，那就是吉祥的預兆。如果你的心轉到別的事情上，那最好採取不同的路線。

如果對結果產生懷疑，那就再做一次這個儀式。

★ 在占卜時配戴月光石珠鍊或吊墜，能產生一般的通靈力。通靈者會把月光石跟他們的塔羅牌或盧恩文石放在一起，以加強他們使用器具時的能力。在做凝視占卜之前，也可以用幾塊月光石環繞白水晶球。

珍珠母（Mother-of-Pearl）

能量 吸納性　星球 月亮、海王星　元素 水、空

相關的金屬 銀　力量 保護、財富

魔法／儀式傳說

★ 珍珠母是一種有光澤，會發出乳白色光芒的貝類，內部含有好幾個海洋軟體生物。雖然它不是一種寶石，但是因為它長久以來被用在魔法中，所以在此提出。珍珠母，有史以來在每個世紀都曾被當作儀式珠寶使用。在世界上很多地方，貝殼被當成交易的貨幣（錢），因為當時的金屬很稀有很缺乏，例如太平洋上的玻里尼西亞（Polynesia）。

★ 因為珍珠母是活體生命的產物，外面的骨骼或是說貝殼，跟第五元素空有關。

★ 你可以在河床上或海底採集到珍珠母，因為商業養殖的珍珠為了取得珍珠會殺了內部的生物，因此用在魔法上很危險。
★ 在神祕學中，它跟海洋、深度和變動有關。

魔法用途

★ 將珍珠母放在新生兒身上，能保護他們在新的體驗中不會遇到危險。
★ 這也是用在財富、金錢和富饒咒術的絕佳寶石

將你對金錢的魔法需求輸到珍珠母內，用海水（海水中包含黃金），或是吸引金錢的精油，例如廣藿香（Patchouly）或雪松精油塗抹它。放一塊銀幣或任何銀金屬到貝殼旁邊，用一張鈔票或綠色的紙，緊緊的包住珍珠母和銀幣，再用綠色的線綁好。

把這塊幸運符放在你祭壇上兩根綠色蠟燭中間，讓燭焰燃燒十到十五分鐘，同時做觀想，然後將這塊幸運符隨身攜帶。

黑曜石（Obsidian）

能量 投射性　星球 土星　元素 火
神祇 特斯卡特利波卡（Tezcatlipoca：阿茲特克語，「煙霧鏡」或「閃亮的鏡子」之意）　力量 保護、接地、占卜、安詳

魔法／儀式傳說

黑曜石就是火山岩快速冷卻後，裡面的礦物沒時間成形，因此變成一種天然形成的玻璃。

★ 古代的阿茲特克人（Aztecs）會將這種黑色的鏡子做成平面的方形鏡片，作為占卜時使用。根據傳說，最知名的魔法師狄博士曾被英國女王伊莉莎白一世雇用，當時他就是用這種鏡片做凝視占卜。

★ 這是製作石刀、矛頭和箭頭的很受歡迎的材料，做這些用途時，也經常被稱為「火石」。這種箭頭具有魔法的屬性（請看第十三章〈寶石和礦石——火石〉）。

魔法用途

★ 黑曜石可接地和集中精神。當你感覺虛浮或似乎無法有次序的掌握現實生活時，可拿一塊握在手中，或將兩小塊打磨過的黑曜石放在光腳底下。記住，肉體是通往靈性的道路，它們會反應出彼此的狀態。

★ 將黑曜石攜帶在身上或用在防護儀式中很有效。

有一種咒術是用四個黑曜石箭頭環繞一根白色蠟燭，箭頭尖點指向東西南北其中一個方向，就能建立一種強大的能量保護它守護的地點。

★ 黑曜石球在墨西哥仍是很受歡迎的最佳凝視占卜工具。如果你用白水晶球占卜不到好的結果，可嘗試用一塊黑曜石或黑曜石球來凝視占卜。對某些人來說，黑色的寶石比較容易接通潛意識。

橄欖石（Olivine）

俗名 橄欖石（Chrysolite）、黃綠寶石（Chrysolithus）、魯馬海（lumahai，夏威夷語） 能量 吸納性 星球 金星 元素 地
相關的金屬 黃金、天然磁石 力量 金錢、保護、愛情、好運

魔法／儀式傳說

有一場猛烈的暴風雨轟炸圓形的小島——考艾島（Kauai）。我當時冒著刺骨的風雨，經過一片鐵樹林，往外看向魯馬海海灘（Lumahai Beach，電影《南太平洋》（South Pacific）曾在此處拍攝過）。魯馬海在

夏威夷語中是指「橄欖石」。巨大的海浪拍打著離我幾碼處的地方，我跪在沙灘上，看到沙灘上有無數億細小的綠色水晶夾帶著珊瑚、火山岩和貝殼碎片。一年後，我跪在夏威夷一個大島——卡拉島（KaLae）上，從紅色沙堆中採集較大顆的橄欖石；鄰近的沙灘上全都是橄欖石。

我跟幾位岩石專家談過，他們都有不同的觀點。什麼問題呢？橄欖石／翠綠橄欖石，有人說這兩種寶石都是一樣的，有人說，橄欖石比較偏向橄欖的黃綠色，而翠綠橄欖石的顏色比較偏綠。

不管它們的源頭在哪裡，這兩種寶石的顏色似乎很相像，不過，對某些人來說，橄欖石的顏色比較深綠一點（關於顏色的問題，我一直沒得到滿意的答案，因此，在本書中我將這兩種寶石分開來說明）。橄欖石是綠色半透明的寶石，它的源頭是火山引起的，在世界各地都有發現。正如我在第三部中提到的，橄欖石是最近在一些隕石中發現的。

魔法用途

★ 橄欖石是吸引金錢的寶石，用綠色蠟燭圍繞這種寶石或配戴在身上，能將金錢帶進你的生活中。
★ 在夏威夷的禮品店中可以買到橄欖石沙，如果你剛好有一些這種石沙，可放一小撮到錢袋裡，或是放一些到你的口袋裡做觀想。做生意的人可以在他們的辦公桌或收銀台內放少量的橄欖石。或是把你的公司名片放在一個綠色的盤子上，用橄欖石沙全部覆蓋它。這些儀式也可以用橄欖石代替。
★ 橄欖石一直被用在防護咒術上，因為它源自火山，能排斥掉傳向配戴橄欖石者的負能量，所以經常被當成護身符使用。切割琢面的小型橄欖石嵌在金戒子中，是最理想的護身符。橄欖石也能放在黃金物件中配戴，能防止竊賊，還有產生對人生的樂觀態度。
★ 橄欖石也是一種吸引愛情的寶石。
★ 如同所有的綠色寶石一樣，攜帶或用在咒術中能為人帶來好運。

縞瑪瑙（Onyx）

能量 投射性　星球 火星、土星　元素 火

神祇 戰神——馬斯（Mars）　相關的寶石 鑽石

力量 保護、防禦魔法、降低性慾

魔法／儀式傳說

★ 在過去，縞瑪瑙被視為魔鬼被囚禁在寶石內的化身，這個魔鬼會在晚上醒來，散發恐怖和惡夢給影響力範圍內的任何人。

★ 人們也認為這個魔鬼會激起情侶間的爭吵（不過，「爭吵」可能是因為誤用縞瑪瑙所造成的）。

魔法用途

★ 縞瑪瑙可用來保護人，也可以用來防禦別人刻意針對你的負能量，雖然「精神攻擊」或「惡意詛咒」這種事情很罕見，通常只存在「受害者」的內心裡，舉行防禦儀式可以做到淨化心理。

一種防禦咒術

把一塊方形鏡子放在你的祭壇上，在它前面擺一根紫色蠟燭，讓火光反映在鏡子上。

將反射排斥或防禦的能量灌輸在九塊縞瑪瑙中，拿起一塊縞瑪瑙放置在蠟燭右邊三吋外，然後再將剩下的八顆對著這根蠟燭繞成半圈，從右到左按照順序擺放，一直擺到你的蠟燭被半個圓圈圍住為止，但鏡子前面是淨空的。

點燃蠟燭，觀想縞瑪瑙集結負能量，將它送進蠟燭的火焰中。然後看到火焰像濾鏡般運作，將聚焦集結到的負能量送進鏡子中。

鏡子是通往靈界的一道門，負能量會透過鏡子送回原主人。

這樣就得到保護了。

★ 在古典的儀式魔法中，攜帶雕刻了戰神馬斯頭顱的形象，或英雄海克力斯體形的縞瑪瑙，可為人帶來勇氣。

★ 面對戰鬥的逆境或所有類型的衝突，或是在午夜匆忙走在陰暗的街道上，可配戴這種防護寶石（魔法這麼實用，不是很棒的事嗎？）

★ 縞瑪瑙曾被用來降低性衝動，這樣做很危險，因為性慾紓解是人生自然的一部分。壓抑它時會產生心理疾病、肉體疾病、反社會的行為、宗教的錯覺，甚至會有變殘忍的傾向。自然的性衝動是為了愉悅感，為了跟別人和神性結合，為了持續人類的生命。壓抑它會導致怨恨、孤立，減少對所有生命體的尊重。

★ 當碰到危險的性接觸時，或許可以利用縞瑪瑙來幫你約束難以控制的性衝動。尤其是經常跟新的伴侶產生性關係時（一夜情），可能會產生心理上的成癮症。這可能會導致人忽視非性行為的事情，產生性功能障礙（性無能或性冷感）和疾病。

如果難以控制的慾望變成一種麻煩事，可進行下列儀式：

全身穿著衣服躺下來，離你的胯下兩英吋的上方，手握一塊縞瑪瑙。讓它舒緩、充滿靈性的能量衝擊你。觀想你想要降低性慾，記住質量才是最重要的，而不是數量。每天這樣做幾分鐘，但不要超過一個禮拜。等一個禮拜後再重複這個儀式。

當你沒有機會靠你的性伴侶滅火時（兩人長期分居兩地或一方出現疾病時），可使用縞瑪瑙來消除性慾。雖然自我刺激（自慰）應該是一種自然的令人滿足的釋放，但很多人是需要跟另一個人交換能量，才能完成性行為。因此社會觀念也誤導我們，認為自慰是骯髒的、不自然的，也會產生疾病。

★ 如果你沒辦法得到性關係，也沒辦法喚醒你自己的性能力或者無法做到，可將灌輸了魔法需求能量的一塊縞瑪瑙，握在離你的胯下幾英吋的上方，觀想你的性慾逐漸降低。當你的伴侶可以跟你恢復性行為時，可用一塊鑽石或紅瑪瑙刺激你的性慾，這樣才能完整的享受性接觸。

★ 上述兩種技巧可能有點危險，沒有仔細思考過不應該做。絕對不要持續使用縞瑪瑙長期壓抑性慾超過一兩個月，然後才重新開啟性中心。

★ 不過，不要讓這個原因嚇到你，使你遠離縞瑪瑙。比方說，當你賦予它防禦的目的時，它會以不同的方式影響性中心。性連結我們種族的生存，所以它會「保護」生命。配戴縞瑪瑙或用在防護儀式時，將性能量導入寶石中，它會從那裡創造保護力。

有一個安全又昂貴的選擇是，在上述的儀式中，在幾塊縞瑪瑙中加入一塊鑽石，不管尺寸或大或小都可以。當鑽石（能激起性慾）被抑制性慾的縞瑪瑙圍繞時，象徵它能控制我們的性本能。

蛋白石（Opal）

能量 投射性、吸納性　星球 所有星球　元素 所有元素

神祇 丘比特　相關的藥草 月桂葉

力量 靈魂出體、通靈、美容、金錢、好運、力量

魔法／儀式傳說

★ 對很多人來說，蛋白石是一種不幸、悲傷和厄運的寶石。不過，這種現代的觀念並不是事實。那是因為他們參考了華特．史考特爵士（Sir Walter Scott）的小說《吉斯坦的少女安》（Anne of Gierstein），因此對蛋白石產生不幸的聯想，所以形成這種不真實想法的原因。

魔法用途

★ 蛋白石中含有各種顏色，也擁有所有寶石的特質。因為它可以「被設定」或是將幾乎所有類型的能量灌輸進去，可用在跟所有魔法需求有關的咒術中。

★ 在過去，蛋白石被用來產生隱形能力，用一片新鮮的月桂葉包裹寶石，隨身攜帶能得到這個效果。

★ 由於蛋白石閃亮的顏色和美麗獨特的外表，它也是一種能帶來好運的寶石。

★ 通常，跟隱形有關的寶石（和藥草）其實是用來提升靈魂出體，蛋白石最適合這個目的。本書中沒有篇幅可以詳細描述如何讓靈魂脫離肉體的各種技巧，所以請另外參考這類的書籍，例如丹寧和菲利浦寫的《靈魂出體指南》（Practical Guide to Astral Projection，Llewellyn Publications 出版）。

★ 在靈魂出體期間配戴蛋白石可以獲得保護，也會使出體過程更順利。

★ 蛋白石也能用來做前世回溯，雙手握著蛋白石，注視它。把你的注意力在蛋白石內的各種顏色中移動，直到你達到通靈效果為止。通靈意識出現後，就可以回溯前世了。

★ 很多培養通靈力量的人都喜歡蛋白石，通常會將蛋白石做成珠寶配戴，做成耳環配戴最理想。

★ 配戴蛋白石也能引出內在美。

一種美容的咒術

在祭壇上或在祭壇後面放一個圓形鏡子，這樣當你跪下時可以從鏡子中看到你的臉。

在鏡子兩邊各放一根綠色蠟燭，點燃蠟燭，將你需要變美的能量輸進一塊蛋白石裡。當你握著這塊寶石時，凝視著你鏡中的影像。觀想你用手術刀，調整塑造你的臉型（和你的身體），讓它變成你想要的模樣。然後配戴或攜帶這顆蛋白石，同時花時間精力去改善你的外表。

★ 火蛋白石通常用來吸引金錢，可以隨身攜帶或放在幾支綠色蠟燭旁邊，在你觀想時燃燒蠟燭。如果你有自己的公司，把一顆灌輸了吸引力能量的火蛋白石，放在這棟建築物裡，用來吸引顧客上門。

★ 魔法師和威卡教信徒把黑蛋白石看作珍貴的力量寶石。他們通常會在做儀式時配戴，以增加在施展魔法時，從體內激起並釋放出來的力量。

珍珠（Pearl）

俗名　瑪根（Margan，古波斯語）、尼姆漢（Gaelic，蓋爾語）

能量　吸納性　　星球　月亮　　元素　水、空

神祇　愛西絲、維納斯、阿芙蘿黛蒂（Aphrodite）、菲亞（Freya）、印度教吉祥天女（Lakshmi）、海神——納普頓、波塞頓和所有的海洋神祉，不過，珍珠比較偏向女神，也跟天上的女神有關

相關的金屬　銀　　相關的寶石　紅寶石

力量　愛情、金錢、保護、好運

魔法／儀式傳說

★ 珍珠就跟琥珀、黑玉、化石、珍珠母一樣，是活體生命的產物。因為必須要殺死蚌類才能取出珍珠，所以有些人相信販賣珍珠的人、配戴和使用它的人，都會背上沉重的業債。

★ 廣受歡迎的民間傳說，把珍珠看成會帶來厄運的東西，可能跟以暴力取得珍珠的原因有關。根據我從世界各地收集到的傳統資訊，我當然不提倡使用珍珠（不使用並不是因為價格昂貴）。你會直覺地知道要不要使用它，選擇權在你手上，如果你負擔得起，可以決定是否在魔法中使用珍珠。

★ 在牡蠣中的珍珠引人注目又令人驚奇的外表，長久以來引發了許多宗教和魔法上的傳說；不過世界上某些地方，珍珠被認為在吃牡蠣時會造成一點小麻煩。

★ 神祕學上，珍珠象徵月亮、水、創造和宇宙的中心。

★ 珍珠以前非常昂貴，現在幾乎所有的珍珠都是日本人「養殖」的，價格也比較合理化了。自然生成的珍珠已經買不到，除非是那些一百多年前的珍珠。很不幸的，養殖出來的珍珠，是靠注射一點圓形的貝殼進入活牡蠣中產生的，大部分的成分都只是貝殼，不是珍珠，魔法的力量也不如天然生成的珍珠那麼強大，但它的魔法用途仍然存在。在日本和美國養殖的淡水珍珠，基本上跟海中的珍珠有同樣的特質。

★ 神話中，珍珠是羅馬人獻給愛西絲女神的供品，後來她的信徒將珍珠從埃及出口到別的國家。配戴珍珠能得到愛西絲女神的眷顧。
★ 在早期的薩克遜宗教（Saxon religion）中，據說珍珠是菲亞女神的淚水凝結而成，古敘利亞有一位女神叫做珍珠仙女（Lady of Pearls）。在地中海各地的宗教中，珍珠跟女神的各種化身有關，所有的化身都是女性、創造和滋養的、屬於陰柔領域的神祉。
★ 珍珠曾被認為是牡蠣吞下的雨滴。在古代中國的信仰中，當飛龍在雲端戰鬥時（即暴風雨），掉下了珍珠，因此跟雨滴產生了聯想。龍和珍珠，在中國人的觀念中是息息相關的。

魔法用途

★ 珍珠和月亮關係密切，密切到有人只在月亮主宰的夜晚才戴珍珠。因為它跟月亮的能量的密切關係，所以通常只有女人會戴珍珠，很少有男人會戴。
★ 珍珠長久以來一直被用在愛情魔法中，不管是配戴或攜帶，都會散發愛的振動頻率。在印度，女人戴珍珠作為美滿婚姻的魔法保障。

簡單的金錢咒語

購買最便宜的珍珠（你所能找到的最便宜的那種珍珠）。為珍珠調整頻率之後，感謝牡蠣的犧牲，把它緊握在你的手中，觀想金錢流進你的生活中，看到自己有智慧的使用金錢。金錢是一種能量，浪費能量會使你得到極小的回報。

仍繼續觀想，把這顆珍珠扔進溪河裡、大海裡或是任何流動的水中。當珍珠接觸到這個水元素時，它會開始運作，將你的需求顯化成形。

這古老的咒語，在更早以前以稍微不同的方式執行：將珍珠丟進一堆垃圾中，產生一種共鳴的動作。顯然，能將珍珠丟掉的任何人都是有錢人，這個動作在魔法上可以產生想要得到的結果。

★ 在南太平洋各地，泳者和潛水者會使用珍珠，作為防止鯊魚攻擊的魔法護符。它也是家庭防火的強大護符。
★ 要獲得一般的幸運或好運，將珍珠圍繞一顆紅寶石，然後配戴在身上。
★ 在世界各地不同的時代中，珍珠被用來延長配戴者的壽命，增加生育力、驅邪、保持健康、增加勇氣和給人體力。
★ 珍珠因色調不同而有不同的魔法用途：「黑珍珠和有一點藍色調的珍珠」被視為能為主人帶來好運（但天然的牡蠣卻不適合）。配戴「粉紅珍珠」能產生更輕鬆更舒適的生活。對印度人來說，「黃色珍珠」能帶來財富，「紅珍珠」能提升才智。

翠綠橄欖石（Peridot）

俗名 貴橄欖石（Chrysolite）、橄欖石（peridote） 能量 吸納性
星球 金星 元素 地 相關的金屬 黃金
力量 保護、健康、財富、睡眠

魔法用途

跟「橄欖石」一樣，這兩種寶石看起來幾乎一模一樣。有一位權威人士跟我說，翠綠橄欖石和橄欖石唯一的不同點，只是後者來自夏威夷。

也許這是真的。

★ 為了達到最有效的魔法功能，翠綠橄欖石會放在黃金中，這樣可以做成很好的護身符，只是有點貴。古人說，它能防止被人詛咒、夜驚症和妄想症，還有一般人害怕的邪惡之眼。邪惡之眼的界定，通常是嫉妒或是無意中產生的精神攻擊。
★ 雖然長久以來跟太陽有關，但我在這裡把它歸屬於金星，因為它似乎比較適合這個星球。
★ 配戴或攜帶翠綠橄欖石能達到一般的療癒目的，有幾種資料來源表示，用翠綠橄欖石做成的杯子或容器，曾被用在療癒上，因為用這種容器喝藥汁效果比較好。

★ 據說翠綠橄欖石能加速療癒蚊蟲咬傷，對肝臟的疾病也有幫助。
★ 可用來吸引愛情，也能鎮定暴怒的情緒，對安撫神經緊張和消除所有的負面情緒都有效。因為它能鎮定神經系統，戴著上床也有助眠的效果。這種用法至少要回溯到古羅馬時代，當時的人會配戴翠綠橄欖石戒指來減輕憂鬱症。
★ 翠綠橄欖石的綠色調，暗示它可用在吸引財富的咒術中。所有跟橄欖石有關的魔法用途都能用在翠綠橄欖石中。

木化石（Petrified Wood）

能量 吸納性　　元素 空　　力量 長壽、回溯前世、療癒、保護

魔法用途

木化石，是從單代久遠的木頭上面，覆蓋含有豐富礦物質的水分而形成的。這個水分慢慢地融入木頭中，用各種礦物質取代了裡面的木材成分。這個過程形成了我們所知的「木化石」。

★ 木化石由空元素主宰，因為它的古老性（木化石有幾百萬年那麼古老了），隨身攜帶或用在延長壽命的咒術中，可以用來增加我們對生命的享受和進化。
★ 因為它的年歲久遠，木化石也可用來回溯前世。
★ 這種「寶石」可以當作護身符攜帶，因為它的堅硬度和奇特的外觀。在早期的年代，人們認為它能「嚇跑」惡魔。現在我們把它當作能排斥負面物質的能量承載器。
★ 木化石也能當作防止淹水的護身符攜帶。

煙斗石（Pipestone）

俗名 印陽夏（Inyan-sha，印地安蘇族語：Inyan，意指「岩石」，Sha，意指「紅色」） 能量 投射性 星球 火星、太陽 元素 火
相關的藥草 紅柳樹皮（Kinnickkinnick）

魔法／儀式傳說

★ 無數世紀以來，印地安蘇美族和阿馬哈族，一直將煙斗石用在儀式和魔法上。
★ 這是一種奇特的圓筒狀寶石，磚紅色的石頭內有天然形成的穿孔。因為它的顏色而神聖（紅色是血的顏色，是生命的顏色）。
★ 對蘇美族人來說，煙斗石跟北方有關。紅色是北方的顏色，象徵大地和有大地血緣的孩子——人類。
★ **一個蘇美族的傳說：**一場大水淹沒了大草原，有幾個人想爬上小山逃生，但大水卻把他們淹死了。這座小山在這群人中坍塌，把他們給壓死了，因而形成了一個血池。煙斗石就是那池血水固化的遺跡，全世界只有在美國明尼蘇達州的這個地方才能找到。
★ 這種物質不只是象徵蘇美族人，它本身就是蘇美族人。煙斗石過去和現在一直都被用來製作神聖的煙斗，塞進紅柳樹皮在儀式中做煙燻。

魔法用途

★ 如果你幸運的得到煙斗石，要把它視為聖物，要像蘇美族人和阿馬哈族人那樣尊敬它才行。可將一塊煙斗石放進藥袋或魔法袋裡，或是在舉行儀式時放在祭壇上。
★ 在舉行和平儀式時，也能將煙斗石放在祭壇上。
★ 我絕對不敢將這種神聖的煙斗石配戴在身上。

浮石（Pumice）

能量 投射性　星球 水星　元素 風

力量 順利分娩、驅邪、保護

魔法用途

★ 浮石是一種火山岩，是很奇特的物質。質量很輕，摸起來很粗糙（有一種肥皂吹噓說它含有浮石成分，有助於清潔骯髒的手），它也含有能漂浮在水面上的獨特屬性。

★ 在某個時期，人們會把浮石壓在正在生小孩的女人手中，或讓她配戴，好讓新生命更順利地來到這個世界。

★ 施展保護魔法時，也可以將浮石放在祭壇上或放在家中，當作一種防護咒海綿，並賦予它能吸收負能量的功能。

驅邪咒術

拿一塊浮石，用你吸納性的那隻手握在手中。觀想你想消除的問題，例如有傷害的壞習慣、負面的情緒、身體上的病痛，或是得不到回報的愛等。

當你握著這顆浮石時，透過你的觀想，將藏在這個問題背後的能量送進浮石裡。你可能將它想像成一陣濃厚的黑煙，或像糖蜜般黏稠的液體，流進輕盈、透氣多孔的浮石裡。

然後把這塊浮石丟進湖裡、溪水裡、大海裡或任何水池裡。

當它碰到水面時，會將問題及其根源釋放到水元素中。浮石漂浮在水面上，能加強你從任何負面情況中「浮上來」的能力。如果你無法接觸到有水的地方，可以裝一大盆水或一大桶水，舉行這個儀式後，把這些水和浮石，連同裡面的一切倒進大地中。

紅紋石／菱錳礦（Rhodocrosite）

能量 投射性　星球 火星　元素 火　力量 精力、安詳、愛情

魔法用途

★ 在做特別耗體力的事情時，攜帶或配戴這種美麗的粉紅色寶石，能帶給人額外的精力。
★ 這是一種能安撫情緒、消除身體和心理壓力的寶石。可加一塊紅紋石到浴缸裡泡澡紓壓，或是在泡澡時配戴；雖然這個方式看起來可能跟上面列出的第一個魔法用途相反，但要記住這點，是你賦予寶石力量，才能將它調頻到你的魔法需求中。
★ 攜帶紅紋石也能吸引愛情。

薔薇輝石（Rhodonite）

能量 投射性　星球 火星　元素 火　力量 安詳、防止困惑

魔法用途

★ 配戴薔薇輝石能獲得平靜，消除困惑、懷疑和無條理的思維。
★ 配戴或攜帶薔薇輝石，也是關閉通靈中心的絕佳寶石。
★ 這種紅色調的寶石通常含有黑色的紋路，寶石魔法師、薩滿或威卡教信徒也會配戴它讓自己保持平衡。

紅寶石（Ruby）

俗名 紅玉（Carbuncle）　能量 投射性　元素 火

神祇 佛陀、克里希納「Krishna：印度教主神之一，據說是毘濕奴的第八化身」（不要把現代人說的「以克里希納為中心般的崇拜」這種表達詞語混淆）。　力量 財富、保護、力量、喜悅、防止惡夢

魔法／儀式傳說

★ 幾個世紀前，紅寶石被打磨成一種凸圓形的特定形狀，並稱為「紅玉」；但其實沒有一種寶石是叫這個名字，不過很多書中都把紅玉當成另一種寶石。這是一個寶石在歷史中被扭曲事實的奇怪例子！

★ 在中國，這種美麗的寶石被視為獻給佛陀最完美的寶石，在印度則是獻給克里希納。

★ **一種廣為流傳的觀念：**夢到紅寶石，表示會在生意上或金錢事務上獲得成功。如果是園丁或農人夢到紅寶石，預示大豐收。

★ 人們相信，有許多寶石，當主人碰到危險、有負面東西接近主人，或有威脅生命的疾病出現時會變暗，紅寶石也是其中之一。不管這是通靈者的看法或象徵性觀點，它是否真的會改變寶石的顏色或清澈度，至今尚未有定論，不過，很可能是一種通靈者看到的現象。既然這樣，那麼紅寶石就跟大部分的透明寶石一樣，可以做為凝視占卜的工具。

魔法用途

★ 紅寶石是很珍貴的寶石，完美深沉的血紅色寶石更是貴得離譜。等級較低、非珍寶級品質的紅寶石，還能以合理價格買到，也可以用在魔法上，或使用在**第四部〈魔法替代寶石〉**提到的替代品也可以。

★ 在十三世紀的魔法中，紅寶石是普遍受到肯定的能累積財富的寶石。如果使用前在紅寶石上雕刻龍或蛇的形象，效果特別好。

★ 印度的古代魔法聲稱，紅寶石能幫助擁有它的主人，累積更多其他珍貴的寶石，或許是因為這種寶石有產生財富的功能。

★ 據說配戴紅寶石能讓人不受傷害，或者說，它能保護人不受任何敵人、邪靈、負能量、瘟疫、迷惑（魔法操控）和飢荒傷害。它也是軍人的特別吉祥物，能保護他們在戰場上不受傷。基本上，配戴紅寶石能強化身體本身的精神防禦系統。

★ 紅寶石放在家中，能防止暴風雨雪和負面的東西侵害，尤其是事先用紅寶石觸碰屋外的四個角落，效果更佳。同樣的，觸碰樹木或花園的邊界，也能保護它們不受雷電和猛烈暴風雨的侵害。

★ 紅寶石由火星主宰，在舉行魔法儀式中配戴它，能讓魔法師取得更多的能量，或是當你感覺精疲力竭或是能量枯竭時，將紅寶石放在祭壇上一根紅色蠟燭旁邊，能給你補充精力和能量。

★ 據說配戴紅寶石能讓身體更暖和。

★ 配戴鑲了紅寶石的珠寶，能消除悲傷和負面的思維習慣，這類的珠寶也能產生喜悅感，增強意志力和自信心，還能消除恐懼。

★ 在枕頭底下放一塊紅寶石或是配戴它上床睡覺，能確保一夜好眠，不受惡夢打擾。

★ 星光紅寶石是稀有的寶石，會自然的產生六角的星光，據說對防禦魔法和其他類型的魔法具有強大的威力，因為人們相信寶石裡住著一個生命靈體。藉著凝視紅寶石交錯的光線，星光紅寶石也能用來占卜。

鹽（Salt）

能量 吸納性　元素 地　神祇 阿芙蘿黛蒂

相關的藥草 鐵樹／朱蕉（Cordyline terminalis）

力量 淨化、保護、接地、金錢

魔法／儀式傳說

★ 鹽巴長久以來被視為神聖的物質。不管是從地底採鹽礦，或是用淺盆從蒸發後的海水中提取，它都跟「生命和死亡」，「創造和毀滅」以及大地的陰性能量有密切的關係。

★ 鹽是一種礦物晶化的組織，所以在本書中佔有一席之地。用顯微鏡看鹽巴，它是由規律的六邊形立方體組成，這種方正的構造使鹽跟大地產生一種關聯。

★ 鹽在無數時代的宗教中都有使用，經常被當成供品獻給神祉，因為它很稀少和純淨，所以被當成可接受的供品。在世界的某些地區，如古羅馬和阿比西尼亞（Abyssinia，衣索比亞的舊稱），鹽巴曾被當成貨幣使用。

★ 鹽是生活必需品，然而，使用過多卻會致命。同樣的，把鹽巴撒在田野中會毀壞田地的繁殖力。它是一種消毒、淨化和清潔的物品。

★ 鹽是一種強大的魔法工具，與地元素有關（也跟海水有關，海水含有兩種元素）。在古老的儀式中，有時候會需要用到血，鹽水會被當作取代血的魔法替代寶石。

（附註：任何血的替代品，例如蘋果汁或是新鮮的受精卵雞蛋，都可以用在儀式上。割開血管是不必要的，危險的魔法形式和用活體生物獻祭毫無用處，只會讓你增加下地獄的業因而已。此外，你會願意成為別人魔法儀式中的祭品嗎？唯一的例外是經血，現代的女性魔法和過去的神祕魔法中，會使用經血。）

★ 在現代的夏威夷，仍然有很多人奉行用夏威夷紅鹽（用富含鐵的紅土製成的岩鹽）加水的古老儀式。用朱蕉葉沾紅鹽水灑在人、物體和建築物裡，以達到淨化的目的。

★ 那些仍在使用魔法的墨西哥人，經常會在家中或營業場所掛一大串蒜頭或蘆薈，旁邊會附一小袋鹽，以散發保護力和吸引錢財。

魔法用途

★ 鹽是上好的接地和淨化物質。要淨化寶石，可將它放在一碗鹽水裡，浸泡一個禮拜左右（請看第七章〈淨化礦石和寶石〉）。

★ 將一點鹽放進泡澡水裡，會產生化學變化：將固體的（鹽）變成液體。用這種鹽水泡澡能在你體內產生類似的效果。觀想你的懷疑、憂慮、疾病（如果有的話）和所有困擾你的負能量離開你的身體，進入水中，一切都會在水中得到淨化。

鹽的財富咒術

在你的祭壇上或大型的盤子上，小心的用鹽巴繪製出五角星的圖案。賦予一根綠蠟燭吸引金錢的能量，把蠟燭放在燭台上，然後擺在五角星圖的中央。

點燃蠟燭。

接下來，賦予寶石吸引金錢的能量。把寶石放在五角星圖上的每一個尖角點上。可使用下列這幾種寶石：

虎眼石、翠綠橄欖石／橄欖石、翠玉、天然磁石、蛋白石、黃鐵礦（或是在本書第四部〈寶石快速查詢清單〉中列出的任何能吸引金錢的寶石）。

可以用五種同樣的寶石，也可以使用幾種寶石搭配。當你放置每一顆寶石時，先從五角星圖最頂端開始擺放，同時說：**我放這顆寶石來吸引金錢。**

讓蠟燭的火焰燃燒十到十三分鐘，同時坐在蠟燭前做觀想。

每天重複一次，連續做一個禮拜，然後把這個鹽巴放進綠色小袋子裡，加上寶石和任何從蠟燭上滴下來的燭淚，隨身攜帶以便能持續吸引金錢。

當你感覺這個咒術已經完全顯化成真時，把鹽巴倒進流動的水中（如果沒別的辦法，用水龍頭的水也可以），把蠟燭的蠟埋進土裡，淨化使用過的寶石，這樣就完成了。

★ 假如你比較喜歡沖澡，加一點岩鹽和一小把牛膝草（學名：Hyssopus officinalis）到沐浴中上，用它來刷洗你的身體。
★ 岩鹽可以加在吸引金錢的幸運符上，與咒術中。
★ 要保護住家，可將設定好防護能量的鹽，撒在每個房間角落，觀想它會消毒和燒掉負能量。
★ 把鹽巴倒在你周圍地面的圓圈上，觀想鹽的能量伸展到地底，延伸到你的上方，形成一種明亮的白光防護球。這個圓圈內，就是一個舉行保護或防禦魔法的絕佳環境。
★ 品嘗鹽巴能讓你變得腳踏實地，關閉你的通靈中心（如果你想喚醒你的通靈意識，就要在你的飲食中避免用鹽）。品嚐鹽巴也是一種保護和淨化的行為。
★ 如果你感覺需要集中你的能量和注意力，想用一種「集中視野」的方式來看人生一陣子，可用綠色的袋子裝一點鹽巴，隨身攜帶。這對那些只想專注於靈性事物，忽視物質界需求的人特別重要。

藍寶石（Sapphire）

俗名 聖石（Holy stone）、星光藍寶石（Star sapphire）：Astrae
能量 吸納性　星球 月亮　元素 水　神祇 阿波羅（Apollo）
力量 通靈、愛情、冥想、安詳、防護魔法、療癒、力量、金錢

魔法／儀式傳說

★ 古希臘人將藍寶石視為跟阿波羅有關的寶石，到古都德爾非市（Delphi）諮詢著名的神諭使者時，會配戴藍寶石。

魔法用途

★ 配戴藍寶石，能刺激三眼輪達到擴展通靈覺知的目的。古希臘人的魔法傳說表示，他們也知道藍寶石有接通潛意識的能力。

★ 藍寶石是愛情的守護石，能促進忠貞和讓情侶感情和諧。在古代，人們也會配帶它來消除羨慕和嫉妒的心態，提升正面的社交互動和跟敵人取得和解；藍寶石可以為任何一種關係達到這種目的，不只適用於夫妻間的關係而已。

★ 過去一度將藍寶石當作提升忠貞的方式，很可能也是因為「忠貞」被視為不會在現存的親密關係中產生性行為。星光藍寶石被認為對吸引或產生愛情特別有效。

★ 藍寶石有讓人平靜的深藍色調，在靜坐或冥想時配戴它能增長智慧；當你配戴它時能提升安定感。神學家艾爾伯圖斯·麥格努斯（Albertus Magnus）在一三〇〇年代的手稿中表示，配戴藍寶石能冷卻「內在的火氣」或怒氣。

★ 它在防禦魔法中的用法，可追溯到遙遠的古代，以前有人認為它能「嚇跑惡魔和邪靈」，現在當作防禦性珠寶配戴；還有，在舉行將負能量送回原作者的儀式中配戴。

★ 有一種屬於藍寶石能力的傳說：它能保護主人不被囚禁。目前，有訴訟和法律問題的人都喜歡這種寶石，可能是因為它能消除詭計騙局。這種寶石只有在配戴者是正確的一方時才管用。

★ 藍寶石能用在療癒身體上，尤其是眼睛，使用藍寶石能強化視力。壓在額頭上，也能協助退燒，止住流鼻血。

★ 藍寶石也能當一般的健康防護時配戴，正如巴吉（E. A. Wallis Budge）在他的《護身符和幸運符》（Amulets and Talismans）一書中說的，身體越強壯越健康，「邪靈」（即疾病、傳染病等）就越沒有機會能傷害到人。

★ 巴索馬奧斯（Bartholmaeus）的一份古代文章說：「女巫也很愛藍寶石，因為她們『相信』這些寶石的功效可能創造奇蹟。」配戴藍寶石和用在儀式中，可用來強化魔法師接通和傳送力量的能力。

★ 通常當作珠寶來配戴，藍寶石也用在吸引金錢和財富的儀式中。在早期的儀式魔法中，人們會在寶石中雕刻星盤圖案來增加財富。

★ 以魔法的效果來說，星光藍寶石被視為較為強大的寶石，適用於所有用途中。

紅玉髓（Sard）

能量 投射性　星球 火星　元素 火
力量 愛情、保護、勇氣、協助分娩

魔法用途

★ 紅玉髓是一種紅黃色或褐色的水晶（跟紅瑪瑙有關）。在魔法上對女人比對男人更有效。
★ 在一三〇〇年代，人們會在紅玉髓寶石上雕刻葡萄藤（象徵陽性能量）和常春藤（象徵陰性能量）的圖案。女人配戴這種紅玉髓能得到好運和吸引愛情。
★ 由火星統治，偏紅色調的紅玉髓，也能用在防護儀式中和戰勝不好的咒術（詛咒），而且能提升勇氣。勇氣，就是知道你能面對任何情況。藉由加強自信心，並以個人力量做好身體防護產生勇氣。
★ 紅玉髓曾經交給分娩中的女人使用，讓她能順利生小孩。

纏絲瑪瑙（Sardonyx）

能量 投射性　星球 火星　元素 火　神祇 戰神——馬斯
相關的金屬 銀、白金、黃金
力量 保護、勇氣、婚姻幸福、好口才、安詳、好運

魔法用途

★ 纏絲瑪瑙是在玉髓裡含有幾條褐色的紅玉髓。通常用在防護儀式中，配戴時可提升勇氣和無畏精神。
★ 古羅馬人會在纏絲瑪瑙上雕刻海克力斯或戰神馬斯的形象，以達到英勇無畏的目的。
★ 纏絲瑪瑙用來提升情侶間或夫妻間的感情，結束家庭紛爭，並加強溝通能力。

★ 配戴或攜帶纏絲瑪瑙能得到好口才，尤其是律師和演講的人。因為配戴含有纏絲瑪瑙的珠寶上法庭，能確保配戴者的證詞清晰簡潔。
★ 將纏絲瑪瑙配戴或放在靠心臟的地方，能消除憂鬱和沮喪，產生安詳和喜悅的感覺。
★ 纏絲瑪瑙曾經一度流行雕刻成鷹頭後鑲進銀、白金或黃金中，配戴可帶來好運。

透明石膏（Selenite）

能量 吸納性　星球 月亮　元素 水　力量 和解、精力

魔法用途

★ 透明石膏是一種清澈的、疊層的礦物，表面看起來像方解石。
★ 它是依古代的月女神賽琳娜命名的，情侶們為了和好會交換透明石膏。
★ 配戴透明石膏也能為身體帶來精力。

蛇紋石（Serpentine）

俗名 Za-tu-mush-gir（亞述語）　能量 投射性　星球 土星
元素 火　力量 保護、分泌乳汁

魔法用途

★ 上述的對應能量、星球和元素只是嘗試性的詮釋，因為很少有關於這種寶石的資料。
★ 古亞述人會隨身攜帶用蛇紋石製作的印章，這樣天神和女神就會給予他們雙倍的祝福。
★ 在脖子上配戴蛇紋石，也能為哺乳期的女人調節乳汁分泌。

★ 它主要的用途是保護人不受有毒的蛇、蜘蛛、蜜蜂、蠍子和其他麻煩的蛇類和昆蟲咬傷。聽起來這似乎沒什麼用處，但仔細想一下，你有去山上露營過，或是春天在樹林密布的地區爬山嗎？那有沒有在沙漠中探險採集礦石呢？

當我們離開人工建築的環境時（例如住家），我們就會遭遇到自然萬物的所有形態，包括因為想保護牠們的領域和生命的、會叮咬人的生物。不用生氣，當你要穿越森林或去大自然中探險時，拿幾塊蛇紋石，不管是配戴或攜帶在身上都能保護你，或許你能因此避免這類的不幸事故發生。

方納石（Sodalite）

能量 吸納性　星球 金星　元素 水

力量 療癒、安詳、冥想、智慧

魔法用途

★ 方納石是一種有白色紋路的深藍色寶石，經常被誤認為是少了金色細紋黃鐵礦的青金石。

★ 是療癒性寶石，尤其對情緒有關的疾病，或因壓力、神經緊張、憤怒或恐懼引起的疾病特別有效。

★ 配戴或在身體上摩擦能消除恐懼和內疚。配戴或握在手中，能讓心安靜下來，讓身體放鬆和鎮定內心的混亂思緒。

★ 方納石很適合冥想用，認真使用時可提升智慧。

榍石（Sphene）

俗名 鈦石（Titanite）　能量 投射性　星球 水星　元素 風
力量 精神力量、靈性

魔法用途

- ★ 這種黃綠色的寶石很少在透明水晶中發現，很少用在珠寶中，因為它很軟。榍石是古希臘文「楔子」的意思（形容這種水晶的形狀）。
- ★ 發現榍石之後，人們用它來改善心智和處理資訊的能力。這種寶石很適合用來協助念書、做分析和辯論。
- ★ 在冥想和做神祕儀式時，配戴榍石也能提升靈性上的開悟。

尖晶石（Spinel）

能量 投射性　星球 冥王星　元素 火　力量 精力、金錢

魔法用途

- ★ 可在黑色、藍色、綠色和粉紅色水晶中找到尖晶石，算是蠻稀有的。
- ★ 在魔法上用來增強體力，配戴也可達到這個目的。尖晶石可以用在做費力工作時增強體力。
- ★ 尖晶石也能用在吸引錢財和富裕的咒術中。

石筍（Stalagmites）、鐘乳石（Stalactites）

能量 石筍／投射性、鐘乳石／吸納性　　元素 地

魔法／儀式傳說

★ 石筍（從山洞地面上長出來）和鐘乳石（從洞穴天花板上垂下來）都是因為富含石灰的水從上方滴入洞穴產生的。久遠劫來，它們生出了很多簇方解石，任何進入這種洞穴、熟悉方解石的人都能辨認出來。有時候這兩種礦石會相交，形成圓柱形的石柱。

★ 在過去，有人以為這些是石化的泥土，一百多年前，去這種洞穴參觀的人，經常會折斷幾根帶回去當紀念品。希望這種不必要的、無意義的破壞現在已經停止了。

★ 在歷史上，人們會隨身攜帶小型的石筍和鐘乳石，通常是放在小袋子裡，當作防止負能量和「邪靈」的護身符攜帶。很可能是因為它們像陰莖般的形狀，使大眾認為它們具有保護性的功能。這是一種古老的魔法，放在本書中是因為它具有歷史性的影響力。不需要為了魔法的目的，做出無意義的行為來破壞洞穴之美，可用任何保護性的寶石當替代品。

十字石（Staurolite）

俗名 仙女十字、仙女之淚、交叉石（Staurotide）、十字紋石（Cross stone） 元素 地、風、火和水

力量 保護、健康、金錢、元素力量

魔法／儀式傳說

★ 十字石（從希臘語 Stauros 而來，意指「十字型」）有很多個傳奇故事流傳下來，最接近現代的傳說，大都跟基督教有關。
★ 這種寶石是相交的水晶形成等長的十字或交叉形狀。美國至少有三位總統：羅斯福、威爾森和哈定，把十字石當幸運符來攜帶。
★ 有人經常說只有在維吉尼亞州的藍嶺山脈，才能找到十字石，事實上，在北卡羅萊納州、新墨西哥、法國和蘇格蘭，在很多其他地區都能找到。
★ 在法國不列塔尼，據說它是從天上掉下來的，人們會當成護身符配戴。
★ 雖然十字石在西方世界經常跟基督教有關，事實上，在這個還算「新」的宗教形成的千百年前，十字石已經被用在宗教和魔法中了。
★ 等長的十字象徵物質界和靈界相互貫通，象徵我們的身體和靈魂中，有投射性和吸納性能量的結合，還有性交時的陰陽能量。
★ 在魔法中，十字石象徵四種元素。

魔法用途

★ 十字石的樣本在外觀上種類繁多，當兩塊水晶以正確的角度相交時，會產生完美的等長十字架。人們喜歡在魔法中使用這種寶石，不過，它們大多以多樣化的角度相交叉。
★ 配戴或攜帶十字石是為了防止負能量、疾病和意外。為了達到這個目的，可賦予它這種能量，放在車裡。
★ 配戴十字石也能吸引財富和激發性慾。
★ 要得到控制元素力量的能力，可將十字石鑲在金銀合金上，做成戒指或吊墜來配戴。

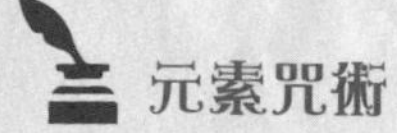

元素咒術

把一個十字石平放在祭壇上，其中一個尖端朝上，接下來

賦予綠色蠟燭「地」元素能量：財富、穩定、基礎和繁殖力；

賦予黃色蠟燭「風」元素能量：溝通、變動、思想、自由、智慧和靈性；

賦予紅色蠟燭「火」元素能量：觀想意志力、精力、性能力和體力；

賦予藍色蠟燭「水」元素能量：愛、愉悅、通靈、淨化、流動性和療癒。

把所有蠟燭放在小型燭台上，把綠色蠟燭擺在靠近十字石最頂端位置，黃色蠟燭放在靠東方的位置，紅色放在南方，藍色放在西方。如果有興趣的話，可在每一根蠟燭旁用跟那個元素有關的幾塊寶石圍繞那根蠟燭（請看第四部的〈元素寶石〉）。

現在點燃綠色蠟燭，觀想「地」的力量，然後依序輪流點燃每一根蠟燭並觀想「風、火和水」的力量。

觀想你自己擁有控制這些能量的能力，發誓要平衡你體內這些元素力量，讓它們在你體內混合交融。

每天重複一次，做滿一個禮拜。

舒俱萊石（Sugilite）

能量　吸納性　　星球　木星　　元素　水

力量　通靈、靈性、療癒、智慧

魔法用途

★ 舒俱萊石算是蠻新的寶石，它在魔法中的用法也很新，很多針對這種寶石的研究和實驗都是到了現代才實行。
★ 它很昂貴，是一種稠密、像黃金般厚重的紫色寶石。
★ 配戴或攜帶舒俱萊石，似乎有助於產生通靈覺知。
★ 跟大部分的紫色寶石一樣，配戴它也能得到療癒效果。沉思或冥想時配戴，也能增加對靈性世界的感知力，而且也能得到智慧。

硫磺石（Sulfur）

俗名 硫磺（Sulphur，sulfer） 能量 投射性 星球 太陽
元素 火 力量 保護、療癒

魔法／儀式傳說

★ 硫磺是一種黃色的礦石。燃燒時會散發出令人熟悉的濃烈味道。這種強烈味道和顏色，使人們千百年來將它用在魔法中。
★ 在魔法儀式的高潮時，經常會燃燒硫磺來驅逐「魔鬼」和「邪靈」。這個觀念可能是因為人們認為正面的力量會吸引香甜的味道，負面的力量會產生令人厭惡的臭味，讓人遠離它。
★ 後來，人們把燃燒硫磺當作保護動物和住所的魔法消毒劑，用來保護人不被「迷惑」，不被他人或邪靈用魔法奴役。

魔法用途

★ 直到近代都還有人使用以硫磺治療感冒、風濕病和身體上病痛的處方。通常硫磺會放在一個紅色小袋子裡，掛在脖子上。
★ 一些小塊的硫磺石也可以放在祭壇上做保護儀式，或者放在家中當作一般的魔法「防禦」。

太陽石（Sunstone）

能量 投射性　星球 太陽　元素 火　相關的寶石 月光石
相關的金屬 黃金　力量 保護、精力、健康、性精力

魔法／儀式傳說

★ 至少有兩種寶石稱為太陽石。一種是有模糊的橘色調的半透明水晶，另一種是奧勒岡州的太陽石。
★ 在古代，有一種從印度進口的長石也叫太陽石。以某種程度來說，它類似一種橘色的蛋白石，有一種火焰般的彩色閃光。過去只有這一種太陽石被用在魔法中。
★ 在文藝復興時期，這種寶石通常跟太陽有關，因為它閃亮的黃橘色。鑲嵌在黃金中配戴，能為魔法師帶來太陽的影響力。
★ 以象徵意義來說，太陽石跟月光石有相連的關係。

魔法用途

為這本書做研究時，我發現了跟太陽石有關的幾種資料，但沒有確切實在的證據。最後，在一個礦石展中，我找到一個賣太陽石的商家（以前那種半透明長石的太陽石）。我說我以前從沒見過它，他說他是二十年前買的。這些太陽石很美，我馬上就把它們買回家了。

★ 太陽石跟大部分閃亮、會反光的寶石一樣是投射性的。在家中把一顆太陽石放在白色蠟燭前，讓它散發保護性的能量到整間屋子。
★ 把一塊太陽石放進治療用的藥草袋中，能加強藥草的能量。在壓力大或生病的時候，配戴或攜帶太陽石也能增強體力。如果配戴在性器官附近，它會刺激性慾，增強性精力。
★ 不幸的是，太陽石在魔法中的用法似乎大多被人遺忘了。我參考過的所有現代的魔法書中都沒有寫到，甚至連提都沒提一下。如果你有機會找到一種太陽石，請好好珍惜它。

虎眼石（Tiger's-eye）

能量 投射性　星球 太陽　元素 火　相關的金屬 黃金
力量 金錢、保護、勇氣、精力、好運、占卜

魔法／儀式傳說

★ 羅馬士兵會在上戰場時，配戴刻了象徵防護圖案的虎眼石當護身符。

魔法用途

★ 虎眼石是增加財富和金錢的絕佳寶石。

有一種簡單的金錢咒術，是將你對金錢的需求灌輸到幾顆虎眼石中，用它們圍繞一根綠色蠟燭，點燃蠟燭後做觀想。

★ 攜帶它們也能保護你不受任何類型的危險傷害。將一塊凸圓形的虎眼石鑲在黃金中，可做成上好的防護戒指或吊墜。
★ 虎眼石由太陽主掌，具有金黃色的閃光，配戴它能增強說服力，產生勇氣和自信心。
★ 這是一種溫暖的寶石，配戴時能提升體內的能量流動，對虛弱或生病的人也有幫助。
★ 將虎眼石放在太陽底下曬一整天，然後雙手握住它，凝視它的閃光。讓你的意識靜下來，就能看到未來，或者將虎眼石當作探索前世的工具。

托帕石（Topaz）

能量 投射性　星球 太陽　元素 火　神祇 太陽神──拉（Ra）
相關的金屬 黃金　相關的寶石 虎眼石
力量 保護、療癒、減重、金錢、愛情

魔法／儀式傳說

★ 現在所知的翠綠橄欖石和黃綠橄欖石，在久遠的過去被稱為托帕石。
★ 曾經有人用它來讓配戴者隱形。

魔法用途

★ 托帕石是一種作為防護目的的寶石，據說它專門用來防止嫉妒、陰謀、疾病、外傷、突然死亡、巫術和邪惡魔法，以及精神失常。據說鑲在黃金中並綁在左手臂上特別有效。
★ 配戴它能減輕沮喪、憤怒、恐懼、貪婪、極度激動和所有惱人的情緒。
★ 托帕石放在家中，可當防火和防止意外的護符石。托帕石放在枕頭底下或戴著睡覺，能消除惡夢，結束夢遊的行為。
★ 托帕石被用來消除風濕症和關節炎疼痛，也能調節消化系統，或許這就是為什麼這種寶石有助於減重的原因。
★ 托帕石是俗知的「黃金的戀人」，用來帶來財富和金錢。

托帕石加上同等分量的虎眼石，賦予這個能量，將這兩種寶石放在一根綠色蠟燭周圍，點燃蠟燭，然後做觀想。

★ 配戴托帕石能吸引愛情。

碧璽（Tourmaline）

能量 種類繁多（請看右頁）　星球 種類繁多（請看右頁）
元素 種類繁多（請看右頁）
力量 愛情、友情、金錢、生意、健康、安詳、精力、勇氣、靈魂出體

魔法用途

★ 古代的魔法師不知道碧璽，在魔法中的用法至今仍然很少，不過，受歡迎度卻逐漸增加。

★ 碧璽在許多方面都是很獨特的寶石，從水晶的角度來看，它是透明的，從另一方面來看，它又是不透明的。加熱或摩擦後會產生阻抗，它很兩極化；一端會變成正極，能吸引灰塵或輕細的乾草，另一端卻是負極的。

目前發現的碧璽有很多種顏色，每一種都有它自己的魔法屬性，有的水晶還具有兩到三種顏色。

寶石類別	能量	星球	元素
	魔法屬性		
粉紅碧璽（Pink tourmaline）	吸納性	金星	水
	粉紅碧璽能吸引愛情和友情；配戴它能提升對他人的同情心。		
紅碧璽（Red tourmaline／盧比來rubellite）	投射性	火星	火
	配戴紅碧璽或盧比來可增強體力，也被用在防護儀式中。配戴它能提升勇氣，強化意志力。		
綠碧璽（Green tourmaline）	吸納性	金星	地
	這種寶石是用來在生意上吸引錢財和成功。可放一塊在小豬存錢筒或是零錢包裡。配戴綠碧璽也能刺激創造力。		
藍碧璽（Blue tourmaline／藍電氣石indicolite）	吸納性	金星	水
	配戴這種寶石能紓壓，獲得安定感和一夜好眠。		
黑碧璽（Black tourmaline／黑電氣石schorl）	吸納性	土星	地
	黑碧璽通常很脆，不適合製成珠寶，在市面上很難買得到。它是用在穩定接地的目的，用在跟地元素有關的咒術中代表「地元素」。具有防禦性，因為它能吸收負能量，透過觀想灌輸它這個能量，就能達到防護的目的。		
西瓜碧璽（Watermelon tourmaline）	投射性、吸納性	火星、金星	火、水
	西瓜碧璽的組成是紅色或粉紅碧璽內含有綠色碧璽。斷掉或切開的西瓜碧璽看起來很像西瓜，因此得名。配戴西瓜碧璽能平衡體內投射性和吸納性（陰陽）的能量。它也是一種吸引愛情的寶石，給身體陰陽平衡的人使用效果最好。		
黑髮晶碧璽（Tourmalated quartz）	吸納性	冥王星	—
	配戴或放在枕頭下，能促進靈魂出體。可拿一顆黑髮晶水晶球，凝視著它，讓你的心靜下來，將你的靈體投射進水晶球裡。		

綠松石（Turquoise）

俗名 Fayruz（阿拉伯語「幸運石」之意），火雞石（Turkey stone）、土耳其石（Turkish stone）、賽艾特石（Thyites，古希臘語）、維納斯石（Venus stone）、騎士的幸運石（Horseman's talisman）

能量 吸納性　星球 金星、海王星　元素 地

神祇 埃及女神——哈瑟（Hathor）、佛陀、偉大的神靈（美國印地安）

相關的金屬 黃金　力量 保護、勇氣、金錢、愛情、友情、療癒、好運

魔法／儀式傳說

★ 綠松石對很多美國印地安族群來說都是一種聖石。納瓦裘族（Navajo）將綠松石和珊瑚磨成粉，製作沙畫為乾旱的土地祈雨。美國西南部和墨西哥一些原住民，會將綠松石放在墓穴中保護死者。

★ 普布羅（Pueblos）印地安人建造房子或地穴屋時，會把綠松石擺放在地底下，當作獻給神祉的供品。阿帕契族（Apache）巫醫的藥袋或是魔法袋中，綠松石幾乎是必備的工具。有的美國人會把綠松石綁在弓上，確保射箭時的準確度。

★ 除了上述及其他多種用途之外，綠松石美麗的顏色和強大的魔法功能一直深受人們喜愛。

魔法用途

★ 這是一種保護性的寶石，納瓦裘族人會把雕刻馬和羊的綠松石帶在身上，當作防止邪惡魔法的強大護身石。

★ 配戴綠松石戒指能防止邪惡之眼、疾病、蛇咬、中毒、意外，還能防止任何一種危險。配戴它能增強勇氣。

★ 騎士配戴綠松石保護他們不落馬，要達到這個目的，可將綠松石鑲在黃金上。他們也會在轠繩和馬鞍上放第二塊小塊的綠松石，用來保護馬匹。

★ 這對旅人來說是一種珍貴的護身符，尤其是他們要進入政治動盪不安或危險的地方時，更需要這種護身符。

★ 有一種古老的儀式會利用綠松石來得到財富。新月過後幾天，天空中剛剛開始見到弦月時舉行這種儀式。在適當的時間到來之前，要避免注視月亮。

金錢的咒術

手中握一塊綠松石，觀想你對金錢的魔法需求，請求它在你的生活中顯現出來。走到戶外，凝望月亮，然後轉移目光直接注視綠松石，這樣魔法就開始了。隨身攜帶這塊寶石，直到那筆金錢到來為止。

★ 配戴綠松石或用在吸引金錢的咒術中，如下：

用幾塊綠松石圍繞綠蠟燭，或是用綠松石項鍊環繞綠蠟燭，觀想財富。把它當成禮物送人，它能給收禮的人財富和快樂。

★ 綠松石也能用在愛情魔法中，配戴、攜帶或將它送給某個親愛的人。綠松石經常被用來提升和諧的婚姻，確保這兩個人能相互協調。有些資料說，如果收到這種寶石的人愛情變淡了，綠松石的顏色也會跟著變淡。

★ 配戴綠松石能吸引新朋友，讓人心情愉快，甚至性情平穩，而且也能增加美貌。

★ 綠松石是一種療癒寶石，能強化視力、退燒和減輕頭痛。將綠松石壓在疾病患部或是身體有毛病的地方，觀想疾病進入寶石中。喝浸泡過綠松石的水能得到療癒的能量。

★ 配戴綠松石戒指和吊墜能改善和保護健康，用綠松石圍繞藍色蠟燭，同時觀想它加速療癒的過程。據說配戴這種寶石能避免偏頭痛。

★ 就像所有的藍色寶石一樣，綠松石是幸運石，攜帶它能吸引好運。

鋯石（Zircon）

能量 投射性　星球 太陽　元素 火　相關的金屬 黃金

力量 保護、美容、愛情、安詳、性精力、療癒、防盜賊

魔法用途

這是一種有點迷惑人的寶石。它有很多種顏色，但有些是人工製造的；它有好幾種名字，所有的鋯石都有魔法功能。

寶石種類	別名	魔法屬性
透明／白色鋯石（Clear／White zircon）	—	鑽石的魔法替代寶石，配戴它能得到保護。用來增進清晰的思維和提升心理分析處理。**一種奇特的儀式：**親吻一塊白色或透明的鋯石，如果你很貞潔（Celibate，獨身者），這塊寶石會保持清澈，如果不是，它就會變成黑色。
黃色鋯石（Yellow zircon）	Jargo Jargon ligure	配戴它能增強性精力或吸引愛情。攜帶它能消除憂鬱，增強警覺性，也能讓生意興隆。
橘色鋯石（Orange zircon）	Jacinth Hyacinth	配戴它能增強美貌，止住恐懼和嫉妒。旅行時配戴能保護人們不受傷害。放在家中能防盜賊，所以放置珍貴物品的地方可放一塊橘色鋯石。鑲在黃金中，它的力量會變成雙倍。
紅色鋯石（Red zircon）	Hyacinth	可增加財富，可以配戴或用在這類的儀式中。它也能保護人不受傷。這是一種防護性寶石，能增強體力，在身體壓力大時能給身體精力和療癒。配戴它能將疼痛排出體外。
褐色鋯石（Brown zircon）	Malacon	用來達到沉穩接地和集中精神的效果。褐色鋯石適用在財富和金錢的咒術中。
綠色鋯石（Green zircon）	—	綠色鋯石適用在金錢咒術中。

| 原作編輯註釋 |

下列四種寶石經常用在魔法中，不過，史考特・康寧罕並未於第一版的書籍中提列。我們將這四種寶石收錄到彩色圖片中，並補充說明每一種寶石的基本資訊。

賽黃晶（Danburite）

能量 吸納性　　力量 堅強力量、精神力量、靈性

魔法用途

★ 賽黃晶，在動亂時期能給人堅強的力量，它能啟動精神力量和鼓勵靈性成長。

藍晶石（Kyanite）

能量 吸納性　　力量 耐力、愛情、冥想

魔法用途

★ 藍晶石用來助人擁抱愛情的所有層面；它能為冥想培養出適當的心境。

釩鉛石（Vanadinite）

力量 冥想、精神力量、金錢

魔法用途

★ 釩鉛石會鼓勵人們信任自己的心，當你需要放下掌控權，打開心接納宇宙時，最適合使用這種寶石。

硼鈉鈣石（Ulexite）

能量 吸納性　　力量 創意、和諧、平衡、勇氣

魔法用途

★ 硼鈉鈣石是俗稱的「電視石」（Television stone）。將它放在文字上面，這個文字就會顯現在石頭表面。

PART 3

金屬魔法

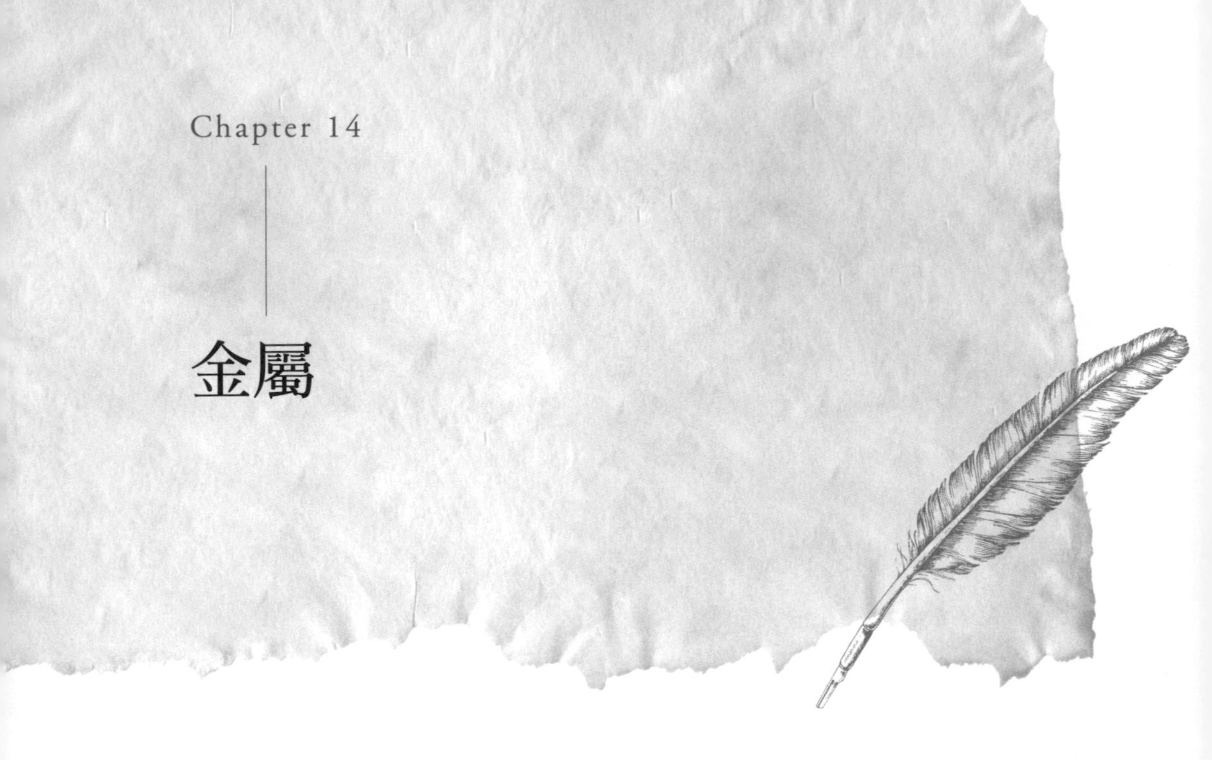

Chapter 14

金屬

一顆火球閃爍著、怒吼著飛過原始的土地，撞擊到地面時，發出轟隆的巨響，散出一陣塵土和瓦礫。當塵埃落定之後，這個地方布滿光滑的黑色物體，重得不可思議。一個人影目睹到這個景象，擔憂的蹲下身，仰望著天空，然後站起來，走過去查看掉到附近的奇怪的物體碎片。

這個巨大物體、火光和危險的事件，讓這位目睹者心中產生某種感觸。等待良久之後，這個人小心翼翼的撿起一塊仍然溫熱的石子。不知為什麼，這個人感覺到這是一種威力強大的物體，天空中神祕怪異的火光，使它充滿能量。

億萬年後，一位愛西絲女神的女祭司，站在圍牆內一座蓮花池旁的花園裡，手指摩搓著一具有翅膀呈跪姿的閃亮金屬雕像。她心想著，銀是屬於愛西絲的金屬。

四千年後，有個男子脫下衣服，小心翼翼的摘下眼鏡和黃銅手鐲，換上一件沒有金屬拉鍊，沒有鋼絲強化過衣領的長袍，準備舉行魔法儀式。

金屬是「天神和女神的肉體」，大地的骨頭，宇宙力量的化身。在我們的認知來說，金屬可能很貴或很平價，很美或純粹只是有趣，也可能神聖或實用。

所有的金屬都是強大的魔法工具，它們的儀式用途（或是避免使用）就跟魔法本身一樣古老。就像早期的人們能感應到寶石中的能量一樣，他們也能感受到，金屬中的能量具有強大的影響力。有的金屬能防止邪魔入侵，有的金屬能消除惡夢，也有一種金屬可以用來禮敬生命和宇宙背後的力量。後來，人類發明科技，將金屬從礦脈石內提煉出來，關於金屬更複雜的魔法知識，也隨之進化。

時至今日，金屬魔法跟藥草及寶石知識一樣，幾乎被遺忘了。這真的很不幸，因為金屬在魔法中也具有強大的效果。

金屬可以單獨使用，或是連同寶石一起使用。如果你是寶石雕琢師或珠寶師，你可以製作自己的魔法戒指、手鐲和頭飾。如果不是的話，現在也能郵購買到威力強大的物件，或是採購訂製的東西。

金屬魔法不需要投資一磅黃金或一噸的銀子，你也不必旅行到遙遠的地方去尋找傳奇中的礦坑。我們身邊到處都找得到金屬，要舉行這種魔法儀式，我們只需要辨識出金屬內部的能量即可。

行星金屬

某些金屬被歸類為跟某些星球有關的歷史，至少可追溯自古巴比倫時代起。這個系統是為了儀式設計的，也一直流傳到今日。

要舉行跟某個行星有關的咒術（請參考第四部〈寶石快速查詢清單——星球主宰〉），將你指定的魔法需求輸進金屬中，如同你對寶石一樣，以某種有意義的方式用在儀式中。

金屬可以配戴、攜帶或放在小布袋裡，或是放在靠近蠟燭或寶石的地方都可以，毫無限制。

古代人把太陽和月亮都視為行星，下列為天體對應金屬的列表：

行星	對應金屬
太陽	黃金
月亮	銀
水星	汞（水銀）、金銀合金
金星	紅銅
火星	鐵
木星	錫
土星	鉛

從那個久遠時代過後，又陸續發現了其他的金屬（還有行星），但這是基本系統。每一種金屬完整的資訊會在這部分的主區陳述。

元素金屬

雖然金屬顯然跟地元素有關，但為了配合儀式組織的規劃，也會分別歸屬於某一個元素。關於元素的魔法影響力，請參考第四部〈寶石快速查詢清單——元素主宰〉。

元素	對應金屬
地	鉛、水銀
風	鋁、水銀和錫
火	銻、黃銅、百吉石（又名堪薩斯石）和黃金
鐵	隕石、黃鐵礦和鋼鐵
水	紅銅、天然磁石、水銀和銀
空	百吉石、隕石

因為水銀具有奇特的屬性，它同時被地、風和水主宰（請看第十四章〈金屬——汞〉）。金銀合金和其他的汞合金，或混合金屬，顯然是由組成那個成分的元素主宰（例如：金銀合金是由火和水主宰）。

行星金屬與元素金屬這兩種系統，過去曾與魔法師在創造儀式中使用的工具有關，它們是系統，不是約束！

接下來會逐一討論各式各樣的金屬。

鋁（Aluminum）

俗名 Aluminium（英式用法） 能量 投射性 星球 水星
元素 風 力量 精神能力、旅行、影像魔法

魔法用途

- ★ 鋁也許是現代最普遍誤用的金屬，儘管加熱後，顯然會將鋁金屬內某種危險的元素轉移到食物中，可能會產生危險的後果，但鋁製的廚具還是很盛行。
- ★ 鋁或這種輕盈形式的金屬，從阿斯匹靈成分到止汗劑中都能找到，也被用來製作飲料容器和飛行器組件。
- ★ 這是一種「現代」的金屬，早期的人類歷史中都沒有這種金屬的用法。鋁有時候會建議當成水銀的替代品，傳統上，它是根據水星命名的。鋁當然沒有水銀那麼危險，但還是不要用它來煮食。
- ★ 在魔法中，攜帶小塊的鋁能刺激精神能力。由於它現在跟旅行有關，鋁也運用在到遠方旅行的咒術上。
- ★ 雖然鋁箔紙應該被逐出全世界的廚房，但它可以做為影像魔法的工具。

鋪一張大型的鋁箔紙在你的寶石祭壇上，點燃適用你魔法需求的蠟燭顏色（請參考第四章〈彩虹的力量〉關於顏色跟寶石、蠟燭和魔法目標有關的特定魔法資訊）。

心裡想著你的魔法需求，將鋁箔紙揉成適當的形狀，讓它的形狀激發你的觀想，將能量輸送進去，透過它將你的需求化為現實。結束後，把鋁箔紙抹平，灑點水，擦乾、壓平，每天用同一張鋁箔紙。重複這個儀式直到成功為止。

- ★ 使用回收的鋁製品是一種新型的「魔法」，我們可以將垃圾化為金錢。這樣做很經濟、很環保，也符合魔法。所以，如果你家附近有回收中心，可以把你的鋁製品收集起來變成「黃金」。

銻（Antimony）

能量 投射性　星球 太陽　元素 火　力量 保護

魔法用途

★ 配戴一小塊銻，能防止負能量的傷害；配戴或攜帶這種白色金屬也能獲得保護。

★ 加一點銻到幾種護身寶石中，能強化它們的力量。

百吉石（Boji Stones）

能量 投射性　星球 火星　元素 火、空元素

力量 保護、療癒、平衡能量

在一次前往丹佛的旅行中，愛西絲書店的老闆把幾顆模樣怪異的「石頭」放到我手中。

他說：「來，你看這是什麼東西？」

它們是灰色、沉重的金屬。

有磁性嗎？沒有。

有的是表面有木紋的卵形體，蠻光滑的；有的表面布滿看似某種金屬形成的三角形水晶在「石頭」裡面。有幾顆是管狀的，看起來像是兩顆石子撞擊後被融合在一起。

「這是什麼東西？」我問，我被他的問題考倒了。

「百吉石。」里昂微笑著說道。

對，我從沒聽過這種東西，顯然是來自堪薩斯州的某個地方。

我兩隻手各握著一顆，感覺巨大的能量竄進我的體內。

魔法用途

★ 百吉石是某種難以理解的東西，我把這些石頭拿去給專家看，但他們也不確定這是什麼東西。

鐵晶化後的東西嗎？偽晶（以這個例子來說，有機體或是礦物被金屬取代）？我聽說，至少有一個樣品，似乎是某種古代動物脊椎骨的化石，這種骨頭後來被某種黃鐵礦取代。

★ 百吉石散發出強大的投射性能量。由於它會產生平靜、沉穩和療癒的綜合效果，顯然對平衡身體的能量很有幫助。有個女人說，她在手中握著一塊這種石頭能消除疼痛。

★ 顯然它也具保護性，能增強我們的精神防禦力。

黃銅（Brass）

能量 投射性　星球 太陽　元素 火　相關的金屬 黃金

力量 療癒、金錢、保護

魔法用途

★ 長久以來，黃銅在魔法中被當作黃金的替代品。雖然它並未含有黃金的屬性，但黃銅可用在吸引金錢的儀式中，如下。

日出時，為八個小黃銅鈴和八根綠色蠟燭灌輸你對金錢的需求。可能的話，在戶外太陽能直接照到的地方做這個儀式。

把這些蠟燭（連同燭台）放在大約正方形的位置（每一邊擺兩根蠟燭），用每個銅鈴在每根蠟燭上方搖鈴，同時做觀想。

或者，在興旺儀式中，將已賦予魔法需求能量的橄欖石、東陵石，或任何能吸引金錢的寶石放在一塊黃銅片上。

或者，用尖銳的鐵釘或雕刻工具，在一小塊黃銅上刻五角星圖，然後隨身攜帶這塊黃銅片吸引財富。

★ 黃銅也可以用在療癒儀式上。據說配戴黃銅戒指能止住胃絞痛。一支黃銅鑰匙放在頸背或是垂在後背上，是止住流鼻血的古老咒術。

★ 這種金黃色的金屬也具有保護性，配戴黃銅首飾可保護人，用在防禦魔法中將負能量送回給發起者。將賦予防護能量的黃銅製品放在家中，以達到保護住家的目的。

紅銅（Copper）

能量 吸納性　星球 金星　元素 水

神祇 阿芙蘿黛蒂、亞斯塔蒂（Astarte）、伊斯塔（Ishtar）

相關的寶石 白水晶、翡翠　相關的藥草 含羞草

力量 能量導引、療癒、好運、愛情、保護、金錢

魔法／儀式傳說

★ 紅銅是一種橘紅色的金屬，長久以來跟神祉產生關聯。在古代美索不達米亞時期，紅銅被獻給天界之后還有跟金星有關的女神。這些神祇包括伊斯塔、亞斯塔蒂，或許還有伊南娜（Inanna），她是蘇美族中前面提到的兩位神祉的前輩。

★ 在巴比倫與西北太平洋（美國）早期的居民，紅銅是獻給太陽的聖物。

魔法用途

★ 紅銅是知名的電導體，現代的用法是將紅銅管製作魔法棒。在紅銅管上加一塊尖角的白水晶，有時候會用皮帶或另一種防護物纏上。這樣的魔棒在儀式中可用來導引能量。在儀式中也會配戴紅銅，來加強魔法師導引能量到魔法目標的能量。

★ 紅銅長久以來被用來刺激療癒，似乎是因為紅銅能平衡身體兩極，或者說平衡投射性和吸納性能量流的關係，根據巫醫和治療師的說法，能量堵塞會導致能量不平衡，因此會讓人生病。

★ 紅銅的療癒應用是無止盡的。在墨西哥，他們會在旅行前把銅板硬幣放在肚臍上，預防暈車。配戴紅銅能紓解風濕症、關節炎和任何一種疼痛的毛病。用紅銅線寬鬆的纏在大腿和手臂上，能緩解抽筋的疼痛。

★ 通常配戴任何形態的純紅銅，能得到一般療癒和預防疾病的效果。紅銅跟健康有關的用法，最有效的方式，通常是右撇子戴在身體左邊，左撇子則戴在右邊。
★ 紅銅是屬於金星的金屬，配戴它能吸引愛情。如果財務上能夠負擔的話，將翡翠鑲在紅銅上配戴也能達到這個目的。
★ 在古代，含羞草的種子放進紅銅戒指中配戴，尤其是跟人起衝突的時候，它能保護人不受任何惡人和負面事物的傷害。
★ 紅銅可用來吸引金錢。雖然美國的零錢銅板已經不再用紅銅製作，古老的零錢銅板，尤其是很多年前鑄造的銅板，可將它放在廚房裡為這個家庭吸引錢財。

金銀合金（Electrum）

魔法用途

★ 金銀合金是形容混合金屬，或是合金的一般詞語。金、銀和白金裡面經常是某種合成的金屬，是可以用在魔法中的金銀合金。
★ 天然形成的金銀合金很稀少，過去在魔法用途中非常受歡迎。現在，即使合金是人工合成製造的，也不會減少它的能量。混合金屬的過程也能混合它們的力量。這種方法製造出來的「新的」金屬，能用在很多種不同的魔法中，或許有人會需要混合好幾種不同星球的力量，或是為了某種特定的目的需要用到合金。
★ 幾百年前，金銀合金會被製成杯子。有毒的液體被倒進這個杯子裡時，這個合金就會發出半圓形的彩虹和閃光，顯示這個液體是有毒的。
雖然我們不需要太認真看待此事（不過，這種效果可能是透過靈視判斷出來的），當然現代中毒事件並不像早期的時代那麼普遍，但這個例子可以顯示出金銀合金的力量。
★ 古埃及人會用天然形成的合金製作珠寶，現代的魔法信徒懂得金屬工藝的人，會為特定的目的製作他們自己用的合金。例如，信奉古代自然天神和女神的威卡教信徒，會配戴金銀合金的戒指或吊墜合金象徵結合這兩種最原始的神祉。（現在，市面上很難能買到金銀合金了，通常都要訂製才行）。

黃金（Gold）

能量 投射性　星球 太陽　能量 火

相關的寶石 白水晶、青金石、橄欖石、翠綠橄欖石、纏絲瑪瑙、太陽石、托帕石、綠松石、鋯石（應用方式請參考關於這些寶石的文章）

相關的金屬 天然磁石、黃鐵礦（應用方式請參考關於這類金屬的文章）

力量 力量、療癒、保護、智慧、金錢、成功、男性性功能障礙

魔法／儀式傳說

在近代，黃金的價錢從一盎司美金三十塊漲到令人不可思議的一千塊美金。黃金的價格持續變動，不過，這種寶貴的金屬受到全世界的重視，表示它的力量強大，如果財務許可的話，就買點黃金吧！

現在，對很多人來說，黃金一直是富貴和成功的象徵。配戴黃金珠寶彷彿在說：「我很成功。」但是似乎很少人知道它在古代的魔法功能了。

幾年前我去拜訪墨西哥中部的大教堂，看到他們在祭壇上使用大量的黃金，覺得很震驚也很悲哀。靠人民低劣的工資，建造了由宗教組織的象徵財政力量的紀念塔（在墨西哥和世界其他地區，黃金一直都跟宗教有密切的關係）。

★ 黃金跟神祉有密切的關係，尤其是跟太陽有關的天神息息相關。在過去無數世紀以來，不管是發現或是透過交易買到，黃金都是製作神聖形象和裝飾祭壇時，經常選擇使用的金屬。黃金也被視為對神祉的最高級供品。

★ 魔法師幾乎只配戴這種含有太陽能量的黃金儀式用珠寶，讓他們接通力量的源頭。在威卡教中，高等祭司和那些信奉象徵太陽神的人，常會配戴黃金飾品。

★ 傳説德魯伊人會用黃金製的鐮刀採集槲寄生。中古世紀的草藥師也用黃金製的工具採收藥草，以便強化藥草的力量。

魔法用途

★ 黃金或許是所有金屬中魔法效力最強的金屬，用在魔法上也能給儀式增加能量。在從事魔法工作時配戴黃金飾品，能加強魔法激發和傳送力量的能力。平日每天配戴金飾能增加你的個人力量，因此能提升勇氣、自信心和意志力。

★ 傳統上會用黃金製的工具來採集藥草。我說「傳統上」是因為純金製品太柔軟，不太適用這個用途。

如果你家裡剛好有某種鍍金的刀子，用來採集藥草就很理想。

嚴格說來，應該是用金刀子採集投射性（陽性、正面或電性）的藥草。銀刀子的象徵性比較適合採集吸納性（陰性、負面、磁性）的藥草。

★ 在脖子上配戴金鍊能保持健康，配戴金手環也能減輕關節炎。據說習慣性配戴黃金能確保長壽。

★ 黃金具有太陽光的屬性，也是一種保護性的金屬。可攜帶或配戴沒有花紋的黃金當作護身符。用黃金和鑲有金釘製作的特殊戒指，也具有防護效果。時至今日，印度孩童會配戴細小的黃金護身符當作保護。現代基督徒配戴黃金製的十字架，其實是古代異教徒流傳下來的習俗。

★ 在做保護或防禦魔法時，把黃金製品或飾品放在祭壇上。在一條簡單的金鍊裡面放一根白色蠟燭，可以當作防護儀式的焦點。

★ 黃金也能用來提升智慧。要達到目的，不是自己攜帶，而是無條件的送給別人。這樣做能為贈予者帶來啟發。

★ 因為黃金長久以來被當作交易的工具，也因其重要價值，經常成為金錢儀式中的代表物。這似乎很奇怪，如果你有黃金，為什麼還要舉行金錢儀式呢？事實上，金錢儀式只需要極少量的黃金，甚至一小片金葉子就夠了。金錢儀式可能需要用到黃金、吸引金錢的寶石和蠟燭。

★ 配戴含金的首飾，能讓持續的金錢流進魔法師的生活中，不過，只有那些夠幸運的人才能持有金戒指。據說這種方式對礦工、投資礦場或投資珍貴金屬的人，效果特別強大。

★ 黃金是太陽的象徵，可運用在成功儀式上。長久以來，人們發現配戴賦予需求能量的黃金，對減輕男性的性功能障礙（性無能）很有幫助。

鐵（Iron）

能量 投射性　星球 火星　元素 火　神祇 賽琳娜

相關的寶石 白水晶、聖圈石　相關的金屬 天然磁石、隕石

力量 保護、防禦魔法、體力、療癒、接地、找回失竊物品

魔法／儀式傳說

★ 因為除了殞石之外，鐵很少有純鐵的形態，早期的人類能取得並使用的鐵，都是來自這些奇異的天體。殞石是從天下掉下來的，可用來製作簡單的工具，早期的人類用它來輔助骨頭和石頭製作工具。

★ 當人類學會將鐵從礦石中分離開來，鐵才得到更廣泛的應用。在此之後，很快的，鐵只限用來製作純物質界中使用的工具，在魔法和宗教上不能使用。舉例來說，在古希臘，鐵不能帶進寺廟裡。古羅馬祭司在淨身時，不能使用鐵製的器物剃頭或刮鬍子。

★ 在愛爾蘭、蘇格蘭、芬蘭、中國、韓國、印度和其他國家，對鐵都有嚴格的禁忌。如古代的儀式中不能用鐵來起火、不能用鐵來製作祭壇，而且舉行魔法儀式時，一定要將身上所有的鐵製品全部拿掉。

★ 藥草通常是用非鐵製的刀子採收，因為他們相信鐵的振動頻率會「堵塞」或「混淆」藥草的能量。

★ 以前的印度人相信使用鐵建造的建築物會傳播疫病，甚至現在還有人相信，送人任何形式的鐵製禮物是不吉利的。

★ 然而，鐵在魔法中有它的地位。確切的說，配戴鐵或在防禦魔法中使用鐵，據說它強大的保護能量會讓魔鬼、鬼魂、妖精、神怪和其他奇幻生物害怕。

★ 中國人認為龍會怕鐵，所以當人需要雨水時，會把幾塊鐵丟進「龍池」裡，惹怒這種生物後，牠們就會飛到天空中星雲布雨。

★ 在古代的蘇格蘭，家中有人過世後，會用鐵來避免危險。他們會將鐵釘或編織用的鐵針插進每樣食物中，像是起司、穀物、肉之類的，把鐵針當作避雷針，用來吸引死者可能在活人體內激起的混亂能量，避免食物受到汙染。

★ 標準的羅馬人會在房屋的幾面牆上打入鐵釘，讓他們保持健康，尤其是碰到瘟疫的時候。

★ 因為鐵具有保護的效果，相反的，有時候古代的愛爾蘭人認為它是神聖的，小偷都不敢偷它。

魔法用途

★ 鐵，純粹的投射性力量、積極主動、搜尋、蒙蔽、混淆、守護。要得到重大的保護力，可將一些小塊的鐵塊放在屋內的每一個房間，或埋在你家的四個角落。在較早期的時代，有時候會用鐵圍牆來防止負能量進入家中。

保護或防禦魔法

可配戴一個刻了象徵火星符號（♂）的鐵戒指，或是取一根三吋粗的白蠟燭和八根舊鐵釘。

在火爐裡（或用紅蠟燭的火焰）加熱鐵釘，然後以隨機的方式將每根鐵釘刺進白蠟燭裡。點燃刺了鐵釘的蠟燭，然後觀想你自己得到防衛、守護和安全。

★ 配戴鐵或攜帶一小塊鐵能增強體力，這是給運動員最好的幸運符。

★ 鐵可用在療癒儀式中，晚上將一小塊鐵放進枕頭底下，原始的做法是為了把產生疾病的「魔鬼」嚇跑，但也可想成是強化自身的自癒能力。

★ 配戴鐵戒指或鐵手鐲將疾病排出體外，這種用法可追溯到古羅馬時代。

★ 一種源自德國的治療牙痛的奇特儀式：把油倒在加熱後的鐵器上，從鐵器冒出來的煙會處理這個毛病。

★ 在古代的蘇格蘭，將白水晶或聖圈石這種療癒類寶石放在鐵箱裡，可以防止寶石被超自然生物偷走。

★ 配戴鐵也有接地效果，可關閉通靈中心，也能阻止能量流從體內流走。當然，在做魔法儀式時，這樣就不好了。但是當你受到精神攻擊或情緒攻擊，身心精疲力竭，或是希望能專注在物質界的事務上時，這樣做是好的。

★ 馬蹄鐵和將它固定在馬蹄上的鐵釘，都是古代的魔法器具。剛開始可能是在古希臘使用，他們稱為 seluna，跟月女神賽琳娜有關。

★ 在家中的前門上掛一個馬蹄鐵，能讓住家獲得保護。雖然「適當」的掛法有不同的理論，但我掛的時候都是把馬蹄鐵的兩端朝上。最理想的方式，是用釘這個馬蹄鐵原來的那三根鐵釘來掛馬蹄鐵。

★ 有時候會把舊的馬蹄鐵鐵釘彎成圓形，做成戒指（如果你可以找到夠長的鐵釘），配戴它來獲得好運和療癒。

★ 如果你有東西被偷了，家裡又剛好有火爐，那可嘗試下列的咒術。

拿你有機會找到的一根馬蹄鐵的鐵釘，把它釘進火爐裡，觀想被偷的東西回到你的家中，這樣就完成了。

★ 現在還有一些魔法師和威卡教信徒，會在做魔法工作時除去身上所有的鐵製品，不過這種習俗已經漸漸被淡忘了。

鉛（Lead）

能量 吸納性　星球 土星　元素 地

相關的藥草 玫瑰、蕁麻、芸香、歐蒔蘿

力量 占卜、保護、防禦魔法

魔法／儀式傳說

★ 長久以來，鉛一直被用在魔法中。在古希臘時代，鉛製成的刻寫板在儀式中會被灌輸能量和刻上「力量的文字」；通常用在負面的咒術上，因為鉛能確保這個咒術長久持續下去。

★ 在印度十一世紀，形成受孕，或是增加花園、果園繁殖力的護符和圖像，都會被銘刻在鉛製的刻寫板上。

魔法用途

★ 鉛是沉重的金屬，若是身體吸收到會致命。古羅馬人在使用鉛製的盤子和廚房用具後，才發現到這件事情。

★ 有種奇特的占卜法，是根據一八〇〇年代義大利查爾斯·里蘭德（Charles Godfrey Leland）使用鉛的紀錄。

拿三顆玫瑰種子（從已經掉落花瓣的玫瑰上摘的種子），三片蕁麻葉、兩片芸香葉和三顆歐蒔蘿種子，連同少量的鉛一起放在一個金屬盤上。午夜時，清除心中不必要的雜念，燃燒兩根黃色蠟燭和點一個火爐。把鉛放在火爐上，然後裝一大盆水。等到鉛融化後，連同藥草灰一起倒進水裡。

當鉛塊冷卻後，把它從水中拿出來，凝視它的形狀。這個儀式和鉛本身，應該能讓你接通你的通靈意識。如果你沒得到任何反應，那就把這塊鉛塊放在你的枕頭下，讓你的夢來引導你。

★ 配戴鉛或是在保護咒術中使用鉛，它也會在防禦魔法中扮演好它的角色。可以將鉛放在家中靠近出入口的地方，防止負能量被帶進來。

天然磁石（Lodestone）

俗名　磁鐵、磁石、指路石、Magnetis（古希臘文）、天然磁石、ShadanuSabitu（古亞述文）、海克力斯石、Piedraiman（現代西班牙文）

能量　吸納性　　星球　金星　　元素　水

相關的藥草　檀香、玫瑰、蓍草、薰衣草　　相關的行星　北極星

相關的寶石　珊瑚　　相關的金屬　鐵、紅銅、銀、黃金

力量　力量、療癒、吸引力、友情、愛情、忠貞、男性性功能障礙、意志力、保護、生意、金錢、投機性的比賽

魔法／儀式傳說

★ 傳說古羅馬人有一座天然磁石製的維納斯雕像，和一座鐵製的戰神馬斯雕像。當這兩具雕像在神廟裡放在靠近彼此的地方，維納斯就會吸引馬斯。

★ 傳奇故事（未經證實）也在吟唱讚美說，有一座雕像透過使用天然磁石的方式，永遠懸浮在空中。

★ 在過去的時代，這種寶石跟英雄海克力斯有關，所以象徵力氣和無敵的防禦能力。

★ 在現代的民俗魔法中，天然磁石被視為活物。人們會在星期五時將它放在一小碗水中，讓它「喝」水，然後放在全日照的太陽底下曬乾。等乾了之後，會在磁鐵上撒一些鐵屑給它當「食物」。雖然關於這種程序有一些不同的說法，有人會把磁石放在紅袋子裡，每週定期給它澆水和撒鐵屑一次（這是一般的民俗信仰）。

★ 幾百年前，有人相信在雷雨時身上攜帶磁石會很危險，因為它會吸引閃電。

★ 用這種磁石磨刀會讓刀子磁化，被這把刀子割傷後，不管傷口多小，據說都會致命。

★ 以前人相信只要在磁石面前出現鑽石或大蒜，磁石就會被消磁和消除法力。吉安巴蒂斯塔．德拉．波爾塔（Giambattista della Porta）在他一五五八年著名的書籍《自然魔法》（Natural Magic）中表示，他不

贊同這種觀念。

但還是有人相信這是事實。幸好，要恢復磁石的力量也很容易，只要抹一些亞麻籽油，放進羊皮袋裡，蓋上泥土就行了。過去幾百年來，它曾被用來強化男性生殖力，和治療男性的性功能障礙（性無能）。

★ 在亞述古國，曾被用在一種純共感魔法的性儀式中，男人把一塊磁石放在油中，然後把浸泡過磁石的「磁油」抹在身上和生殖器上，以確保得到性交時的滿足感。女人會在她身上抹上鐵粉，以增強她的吸引力。等準備好之後，三千年前的男女就藉著魔法（或心理因素）放開束縛，共享歡愉。
★ 十六世紀，印度一位國王下令他的餐具都要用磁石製作，以確保他繼續保持男性生殖力。
★ 過去的妓女曾使用天然磁石來吸引顧客，小偷卻仰賴磁石來躲避官兵。
★ 上述傳説都是來自磁石天然的磁性特質，天然和人工製造的磁鐵同樣都具有吸引鐵的力量。五百年前，這是一種神奇的魔法，很多人相信磁石裡面住著的幽靈或是魔鬼，給了磁石這種力量。
★ 雖然科學研究已經在某種程度上解釋了磁性力量的原因，但磁石還是一直被用在咒術和儀式中。尤其在墨西哥，人們在宗教用品店會賣磁石、蠟燭、香品、宗教用金屬、蛇皮、油品和其他各種超自然儀式用品。在美國有西班牙語系的人群居住的地區，也有很多這類的店面。
★ 墨西哥賣魔法用具的街頭小販也會賣磁石。幾年前我在墨西哥提華納市（Tijuana）較少觀光客去的某條街道旁，跟一位女人買了一塊磁石。
★ 磁石在巫術店和其他美國民俗魔法系統的店裡，也是知名的產品。磁石有時會漆上綠色（用在吸引金錢的咒術上）、紅色（愛情）和白色（保護）。當然，漆顏色在魔法上並不重要，除非你要它具有那個特性。

魔法用途

★ 磁石是可用來強化咒語的力量寶石。把它加到香囊中或草藥護身符裡，放在祭壇上或配戴在身上，都能增加魔法師激發和釋放能量的能力。
★ 在中古世紀的魔法儀式中，磁石會被刻上一個穿盔甲的男子形象。這種寶石會被用在儀式中來賦予魔法力量。

★ 較大塊的磁石裡面有更多天然的力量。雖然對所有的寶石來說大多是如此，對磁石更是屬實，尺寸越大，它的磁力就越強。
★ 天然磁石在魔法中的基本用法是吸引力，因為它具有天然的磁力，在儀式中操控它能吸引物體或能量到使用者身上。因此，磁石可用在任何一種魔法中。關於這點，有一個源自墨西哥簡單的咒術：

將一塊磁石放在男人的皮帶扣環上，能為他從事的所有事務帶來成功。這很可能是因為磁石具有吸引力的特質，同時又放在某些人稱為「第三脈輪」（肚臍下面約兩吋）的地方。這個能量中心跟個人力量和意志力有關，用磁石刺激它時，能擴大意志力，因此能確保成功。

★ 擁有磁力的天然磁石可用來將疾病和疼痛引出體外。真正的治療師能將能量送進病人體內，加速病人天然的自癒力（矯正體內能量流不平衡或堵塞的地方），也許會使用天然磁石作為他們集中能量的器具。
★ 用磁石掃過或直接放在有病的患部，對消除雙手和雙腳的疼痛特別有效。通常會先塗上如檀香油之類的療癒性油，隨身攜帶。任何用在療癒儀式中的天然磁石都能吸收病氣，每次使用過後都要清潔淨化。
★ 據說磁石對治療風濕、頭痛和傷口特別有效。把磁石放進一個黑袋子裡，用黑色帶子綁緊封口，這是幾百年前特別用來治療痛風的方法。
★ 據說將小塊的磁石放在銀器上，能強化視力；放在黃金中能強化心臟。
★ 有一種專門用來治療身體任何疾病的民俗咒術，很簡單：

雙手握著磁石，然後用力搖動，同時觀想你的疾病從你身上流進磁石內，儀式過後，把這塊磁石埋進土裡一個禮拜。

★ 任何用在療癒儀式中的磁石都會吸收病氣，每次使用過後都要清潔淨化；配戴後，大約每星期要淨化一次。

★ 配戴或攜帶磁石也能吸引友誼。如果你剛搬到一個新城市，或剛得到一個新工作，要跟一群不認識的人一起工作，配戴或攜帶磁石能吸引新朋友。

★ 磁石也能用來吸引愛情，有人認為它不但能吸引鐵，也能吸引別人的心，尤其是做成戒指配戴更好。把一對磁石放在一圈粉紅色或紅色的蠟燭堆中，觀想你自己處在親密關係中。感覺它強烈的觸感，同時觀想跟愛情一起出現的混合能量。

★ 有人也會為了吸引愛情，將兩塊磁石放進紅色小袋子裡攜帶，有時候會混合吸引愛情的藥草，例如玫瑰、蓍草和薰衣草（還有能吸引愛情的紅銅）。

★ 感情碰到困難，尤其是有爭吵時，也可以配戴磁石讓兩人關係更和睦。它的基本功能是使人情緒冷靜下來，得到真正的溝通。

★ 以前有人會配戴珊瑚項鍊加上磁石吊墜，讓女人生小孩時更順利。

★ 在美國的民俗魔法中，女人配戴磁石，來確保她們遊蕩在外的丈夫回家來，因此，磁石能刺激忠貞。因為這個跟所有忠貞魔法一樣，介於操控他人的邊緣地帶，所以應該在此多提幾句。

  當你跟某人開始愛情／性關係，尤其是會有懷孕生子的結果時，你已經把你對自己人生的掌控權交給你的伴侶和家人，這部分關係到強烈的感情束縛問題。

  像這種忠貞魔法，只能用來溫和的提醒你的伴侶關於他或她的責任。如果親密關係結束了，那就結束了，這個世界上任何咒術和磁石，都無法重新找回愛情產生的著迷的心境、平靜的祥和感與情緒上的滿足感。用通靈或魔法來奴隸對方並不是愛情。

★ 磁石也能用來當護身符，配戴、攜帶或放在家中都可以。

用一圈燃燒的白色蠟燭圍繞一塊大型的磁石，它會散發出守護的能量充滿整間屋子。它會吸收負能量，但不會再排放出來。因此，應該在每次滿月時，將磁石放進鹽水裡清潔淨化。

★ 磁石能克服性無能，但不需要使用強烈或複雜的方式。

有性功能障礙的男人，可以用非慣用手握著一塊磁石，觀想滿足、完整和歡愉的性關係。完成觀想之後，可以隨身攜帶這塊磁石，或把它放在床墊上來釋放磁石的力量。磁石和觀想，能解除隱藏在性功能障礙底下的根本原因。

★ 有人會隨身攜帶兩塊磁石，一塊用來保護，另一塊用來吸引好運。在古代的西班牙，攜帶一塊磁石，被視為能防止所有鋼鐵、鉛、火和水帶來的危險。

★ 對那些缺乏意志力的人（就是不能讓自己堅持朝目標行動的人）：

透過你的觀想，輸入特殊的指示：「強化我的意志力」，將這種能量輸入到磁石內，然後隨身攜帶這塊磁石，利用它傳給你的能量。在肚臍下方兩吋的地方配戴一塊磁石，或將磁石放在那裡，同時觀想你自己充滿自信和安全感。

★ 因為它是一種吸引力寶石，可用來吸引金錢或是讓生意興隆。把一塊磁石、一個銀幣、一點黃金（如果你有的話），或者是廣藿香、丁香或零陵香（Tonka）這類吸引金錢的藥草，放在綠色袋子裡。做生意的人，可能會把賦予法力的磁石，放在收銀檯或是現金箱內；或是用幾根燃燒的綠色蠟燭圍繞一塊磁石，來吸引顧客上門。

★ 某些人認為磁石對賭博者是強大的幸運石，在賭博時配戴或攜帶磁石能帶來好運。

汞（Mercury）

俗名 水銀　能量 投射性、吸納性　星球 水星
元素 水、地、風

魔法／儀式傳說

★ 汞是一種奇異、閃亮和熔化的「銀」，永遠不會固化。在神祕學和魔法中，水銀是一種複雜的金屬，具有雙重特性：投射性和吸納性，陰和陽，金屬和液體。

★ 由於汞的密度和重量，是由地元素主宰；而它看似液態，也由水元素主宰；流動迅速的特性象徵風元素；因為水銀具有強烈的毒性，這個層面或許由火元素主宰。

我們就接受吧！水銀真的很奇怪。它會被用在魔法中，部分原因是因為它獨特的外表和屬性。

★ 以前曾有人手中握著一團水銀，把它當作凝視占卜的工具。可在透明玻璃球內裝滿水銀，然後密封住，倒過來放在托架上，當作凝視占卜的用途。

★ 直到現在為止，最受賭徒歡迎的幸運符，是在簍空的肉豆蔻中裝滿水銀，然後密封。他們會把水銀跟撲克牌、骰子、馬的圖像和數字放在一起，隨身攜帶期望能帶來好運。

★ 水銀若是吸入、食入，甚至觸摸太長的時間也會有中毒的危險。因此它的魔法用途很有限，或許也不用冒這種不必要的危險。

★ Llewellyn Publications 出版社每年出版的《女巫年曆》（The Witches' Almanac），在一九七六年牡羊座到一九七七年雙魚座的年曆中，刊登了一個現代版的女巫瓶，也是一種古老的護身符。這個護身符裡含有三個瓶子。最小的瓶子內裝滿水銀，放進另一個瓶子中並裝滿水，然後再放進更大的瓶子中並裝滿沙子、碎石和貝殼。自從這個咒術被發表後，就大受歡迎，很多人又開始在魔法中使用水銀了。

然而，既然有其他更安全也更便宜的金屬可以用在魔法中，請不要使用水銀，拜託！

隕石（Meteorite）

俗名 石隕石（Aerolith、Aerolite）　能量 投射性

星球 沒有，隕石跟宇宙有關　元素 空、火　神祇 偉大的母神

相關的寶石 翠綠橄欖石、鑽石　力量 保護、靈魂出體

魔法／儀式傳說

★ 長久以來，人類對隕石非常著迷，認為這是天神和女神送來的禮物。某些隕石，像是沙烏地阿拉伯麥加的卡巴石（Kaaba stone）和亞洲古國佛里幾亞人（Phrygia）認為是代表偉大母神的一種寶石，長久以來被當成神祉的象徵來膜拜。

★ 在中國，有一塊四噸重的岩石，從一二〇〇年起就被當成聖物般祭拜。這塊岩石形狀像一頭蹲伏的公牛，目前放在一個佛教的聖壇上。然而，最近有一組中國的地理學家研究了這塊岩石，判定它是大約一千三百年前降落地球的一塊隕石。現在這塊隕石已經不再受人禮拜了。

★ 在巴比倫，隕石是一種強大的魔法護符，據說因為它奇特的外觀和「會發出恐怖怒吼聲」的緣故，能消除所有邪惡的東西。

★ 在隕石中也經常發現到翠綠橄欖石，我曾經拿了一塊切開的隕石，研究裡面的翠綠橄欖石（這塊寶石大約價值三千美元，所以我沒買回家）。近期發現，在一九六九年掉落到墨西哥的隕石中，發現細小的鑽石，這是第一次在我們星球上發現到這種隕石。

★ 地球上的某些地方，他們會用隕石來解釋生命的起源。如果有隕石從太空中掉到地球上，植物、水、動物和人類也可能是從外太空來的。

★ 象徵性意義來說，隕石被視為靈界穿越物質界，就像靈體力量、神聖的秩序或靈光乍現那樣，不過，我有一個朋友還說，這些隕石是來自遙遠的銀河中太空梭融化的殘留物呢！

魔法用途

★ 確切說來，隕石並不是這個星球上的東西，它們具有穿越不同銀河系的力量，具有不受重力影響的飛行、移動、高速、動力的力量。

★ 要提升靈魂出體時也會用到隕石，當你想嘗試清醒地做靈魂出體時，可將一小塊隕石或隕石碎片放在枕頭底下。

★ 市面上能以合理的價格買到隕石。我去過聖地牙哥科學博物館（Reuben H. Fleet Space Theatre）的禮品店，買到美金三塊錢的小隕石。

黃鐵礦（Pyrite）

俗名 愚人金、黃鐵、鐵金　能量 投射性　星球 火星

元素 火　力量 金錢、占卜、好運

魔法／儀式傳說

★ 黃鐵礦在古墨西哥用製作磨亮的鏡子，能用來占卜未來。這種奇特礦石的碎塊，也曾被放在美國印地安巫醫的藥袋裡，或許是為了給它額外的力量。

★ 在古代的中國，這種礦石主要是用來防止鱷魚攻擊，幸好，我們大部分的人不用寶石似乎也能避免這種麻煩的問題。

魔法用途

★ 黃鐵礦是俗稱的愚人金（Fool's gold），經常被視為跟真正的黃金有關。所以，到底誰才是愚人呢？

★ 因為這種「礦石」具有黃色微光和閃亮的特性，所以被用來吸引財富和金錢。

把五塊黃鐵礦放在你的祭壇上，用五根綠色蠟燭圍繞它們後，點燃蠟燭，觀想金錢朝你這邊湧過來，滿足你對金錢的需求。

★ 攜帶黃鐵礦也能帶來金錢和好運。一塊扁平的表面磨亮的黃鐵礦可以用來當魔鏡，喚醒通靈意念。隨身攜帶則能帶來好運。

銀（Silver）

能量 吸納性　星球 月亮　元素 水

神祇 愛西絲、黛安娜、露娜、賽琳娜、露西娜；所有的月亮和夜晚女神

相關的寶石 翡翠、珍珠、翠玉、青金石

力量 招神祈願、愛情、通靈、夢、安詳、保護、旅行、金錢

魔法／儀式傳說

★ 銀是月亮的金屬，因為被發現時是純銀的形態，所以這是人類最早使用的金屬之一。銀的美麗和稀有，使它成為製作神像和供品的材料。
★ 銀在全世界被視為偉大母神、永恆女神的月色化身。時至今日，威卡教的女祭司，和那些把月亮視為女神神聖象徵的人，會配戴銀色弦月來禮拜她。在威卡教的滿月儀式中，銀製品也會被放在祭壇上。
★ 女神的信徒，可能會在儀式中搖銀鈴來祈求她出現。因為銀鈴本身象徵月女神，因此銀被獻祭給她，這是最有效和最精確的魔法儀式程序。
★ 銀也是很受歡迎的護身符。在中國，小孩會在脖子上配戴銀鑰匙來保護他們。法國的情侶要結婚時。會用一條銀鍊來保護他們。現代的文學和電影，一直在散播銀子彈能滅殺吸血鬼和狼人的觀念。
★ 銀是情緒、通靈意識、愛情和療癒的金屬。

魔法用途

★ 銀也是一種會影響通靈力的金屬，配戴時能刺激通靈覺知，同時止息表意識。很多通靈者為了更容易接通潛意識，會持續配戴銀製品。
★ 在滿月之夜用銀來做凝視占卜：

拿一塊銀製品到滿月的月光下，讓自己安定下來，握著這塊銀製品，舉在離你的眼睛兩英呎的地方，讓你的手放鬆。讓滿月的光線從銀製品中反射出來，凝視它直到通靈意念浮現為止。

★ 在睡前戴上銀製飾品是產生通靈夢境的方法之一。如果這個飾品上鑲了月光石或任何通靈的寶石，效果會更強大。還有一種方法，是把一塊銀製品放在你的枕頭底下，當你頭枕在這塊銀製品上時，讓你的心靜止下來，觀想你對通靈夢境的需要，看到你自己隔天早上想起你的重要夢境。

★ 如果你在生氣或緊張，可配戴一些銀飾。有一個古早的信仰說，任何人碰觸到銀戒指，不管上面鑲了什麼寶石，這人都會立刻平靜下來。

★ 銀用在保護的目的，就像月亮會反射出太陽光，這種金屬也能將負能量從配戴者身上反射出去。配戴小銀球（或是任何銀製珠寶）能得到魔法的護衛。銀製的弦月，它的「尖角形狀」會讓邪靈轉身離去，這個飾品在全世界都很受歡迎。

★ 銀也被製成珠寶，賦予法力之後配戴，能讓使用者的思想和心情協調一致。

★ 據說銀能保護旅人遠離危險，尤其是需要做海上旅行時特別有效。

★ 全世界有三分之一的人口使用銀（或鍍銀的錢幣）當金錢，因此也大量運用在吸引金錢的魔法中。

賦予一個銀製一角硬幣吸引金錢的能量，如果你沒有銀製硬幣，可使用銀珠或其他小塊的銀製品（只有一九六五年前鑄造的一角硬幣才是純銀的）。

把銀製品放進或放在燭台底下，然後對一根綠色蠟燭施魔法。燃燒燭台上的蠟燭，觀想意外之財流進你的生命中。

★ 銀製飾品或賦予力量的寶石，配戴鑲嵌了翡翠、珍珠、翠玉或青金石之類寶石的銀戒指，能吸引愛情。或者在圓形小銀盤上，雕刻維納斯的象徵符號（♀），在這個盤子上放一根粉紅色蠟燭，點燃它，同時觀想愛情進入你的人生。

★ 因為銀跟情緒有關，有人感覺在滿月時配戴銀製品，會過度刺激或情緒過於激動。如果出現這種情況，要小心使用，必要的時候，配戴一點金飾來平衡自己的能量，或者只要把銀飾拿掉。

鋼鐵（Steel）

能量 投射性　星球 火星　元素 火

力量 保護、防止惡夢、療癒

魔法／儀式傳說

★ 過去鋼鐵一度被認為能保護人不受精靈的傷害（精靈顯然很調皮）。

魔法用途

★ 鋼鐵是一種蠻現代的金屬，在魔法上沒有古遠的歷史。不過，有些用途被發現和保存下來。例如，攜帶小塊的鋼鐵能防止負能量。配戴一個鋼鐵戒指也能作為護身符。

握任何一把鋼鐵鈍刀，觀想它刺破和驅逐負能量。阻擋困擾你的負面念頭，觀想你自己早上醒來神清氣爽，精神飽滿。然後把刀子放在你的床底下，讓它伴隨你入睡，這樣你應該不會再做惡夢了。

★ 在美國的民俗魔法中，手上配戴鋼鐵戒指能確實預防風濕症。不過，這種療法跟很多這類的小儀式一樣，很難證明是否有效！

錫（Tin）

能量 投射性　星球 木星　元素 風　力量 占卜、好運、金錢

魔法／儀式傳說

★ 一個古老的康瓦耳（Cornish）咒術表示能將錫變成銀，所有的魔法師只需要在特定的月相期間，將它放進一個充滿螞蟻的儲物罐裡。當然，這個咒語就是不告訴我們要在哪一個晚上，初一晚上？十七號晚上？還是二十號晚上？

魔法用途

★ 錫是木星的金屬，可用在占卜中，相關內容可參考〈鉛〉。

★ 新年除夕，是占卜未來趨勢的最好的夜晚。

在鐵杯中，用火融化一小塊錫（瓦斯爐噴嘴的火焰就可以了）。等到金屬融化之後，把它倒在一桶冰水裡。（這個動作可能會讓水濺出來）若有必要，可用抹布擦地板，然後看看這個金屬的形狀，看它上面出現什麼樣的折痕或圖案。藉這些錫的凝結塊來占卜未來。

★ 攜帶錫也能帶來好運，可以將錫做成吸引金錢的幸運符形狀，例如雕刻出細小精密的紙鈔圖案。

PART 4

補充資料

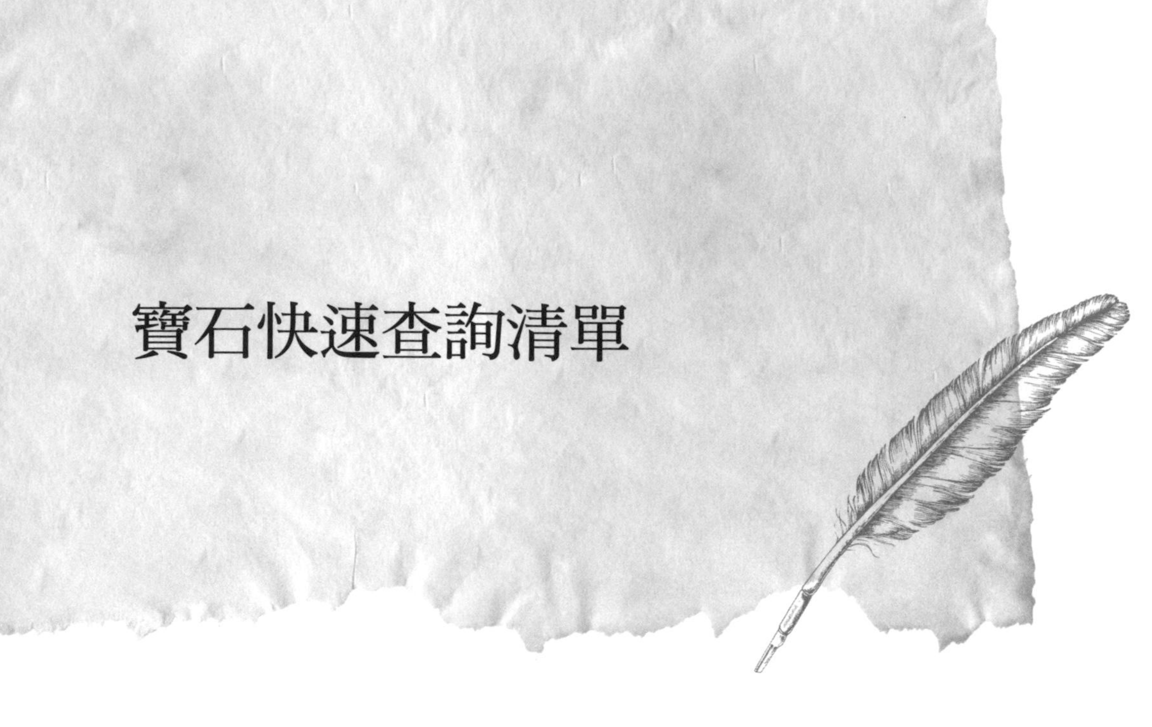

寶石快速查詢清單

本章共分為六個快速查詢的列表：能量、星球主宰、元素主宰、魔法意圖、魔法替代寶石和誕生石。分別列表總結第二部〈魔法與傳說〉的資料（並不是所有資料），來提供讀者能夠快速地找尋跟寶石、礦石對應的資料。至於金屬和更進一步的寶石資訊，請參考第三部〈金屬魔法〉。

記住，這些分類只是建議性的，也許適用於我，但不一定能適用於你。如果這個列表不符合你的需要，你可以創造出自己的系統。

附註：寶石與礦石依英文字首順序排列。

能量

|投射性|

投射性寶石能提供能量，對療癒、保護、驅邪、智力、好運、成功、意志力、勇氣和自信都很有用。

條紋瑪瑙、黑瑪瑙、褐瑪瑙、紅瑪瑙、琥珀、阿帕契之淚、石綿、東陵石、血石、橘色方解石、紅玉髓、貓眼石、黃水晶、十字紋石、白水晶、赫克美爾鑽石／水晶、金髮晶、黑髮晶、鑽石、火石、螢石、石瑠石、赤鐵礦、斑點碧玉、紅碧玉、火山岩、雲母石、黑曜石、縞瑪瑙、蛋白石、煙斗石、浮石、紅紋石、薔薇輝石、紅寶石、肉紅玉髓、纏絲瑪瑙、蛇紋石、榍石、尖晶石、太陽石、虎眼石、托帕石、紅碧璽、鋯石

|吸納性|

吸納性寶石具有舒緩和減壓的效果，跟愛情、智慧、慈悲、好口才、睡眠、夢、友情、成長、繁殖力、興旺、靈性、通靈和神祕主義有關。

藍紋瑪瑙、綠瑪瑙、苔紋瑪瑙、明礬石、紫水晶、海藍寶石、藍銅礦、綠柱石、藍方解石、綠方解石、粉紅方解石、天青石、玉髓、矽孔雀石、綠玉髓、煤、珊瑚、十字紋石、白水晶、藍水晶、綠水晶、粉紅水晶、煙水晶、翡翠、化石、晶洞、聖圈石、翠玉、褐色碧玉、綠色碧玉、黑玉、紫鋰輝石、青金石、孔雀石、大理石、月光石、珍珠母、橄欖石、蛋白石、珍珠、翠綠橄欖石、木化石、鹽、藍寶石、透明石膏、方納石、舒俱萊石、黑碧璽、藍碧璽、綠碧璽、粉紅碧璽、綠松石

星球主宰

|太陽|

太陽寶石對法律事務、療癒、保護、成功、啟示、魔法能量和體力很有用。在儀式中搭配這些寶石時，使用的蠟燭顏色通常是橘黃色或金色。

琥珀、橘色方解石、紅瑪瑙、白水晶、鑽石、煙斗石、硫磺、太陽石、虎眼石、托帕石、鋯石

｜月亮｜

月亮寶石適合用在跟睡眠、預知夢、園藝、愛情、療癒、海洋、家、繁殖、安詳、慈悲和靈性有關的咒術。在儀式中搭配這些寶石時，使用的蠟燭的顏色是：白色或銀色。

海藍寶石、綠柱石、玉髓、白水晶、月光石、珍珠母、珍珠、藍寶石、透明石膏

｜水星｜

水星寶石適合用來強化精神力量、好口才、占卜、念書、自我改善、溝通、旅行和智慧。在儀式中搭配這些寶石時，使用的蠟燭的顏色是：黃色。

瑪瑙、東陵石、斑點碧玉、雲母石、浮石

｜金星｜

金星寶石有助於提升愛情、忠貞、和解、互換、美容、青春、歡喜和快樂、愉悅、好運、友情、慈悲和冥想，還有對於與女人有關的儀式都很有用。在儀式中搭配這些寶石時，使用的蠟燭的顏色是：綠色。

藍銅礦、藍方解石、綠方解石、粉紅方解石、貓眼石、矽孔雀石、綠玉髓、珊瑚、翡翠、翠玉、綠碧玉、紫鋰輝石、青金石、孔雀石、橄欖石、翠綠橄欖石、方納石、藍碧璽、綠碧璽、粉紅碧璽、西瓜碧璽、綠松石

｜火星｜

火星寶石對提升勇氣、進取心、手術後的療癒、體力、政治、性精力、驅邪、保護、防禦魔法都很有用，而且很適合跟男人有關的魔法。在儀式中搭配這些寶石時，使用的蠟燭顏色：紅色。

石綿、血石、火石、石瑠石、紅碧玉、火山岩、縞瑪瑙、煙斗石、紅紋石、薔薇輝石、紅寶石、肉紅玉髓、纏絲瑪瑙、紅碧璽、西瓜碧璽

｜木星｜

木星寶石適用於靈性、冥想、通靈和宗教儀式的寶石。在儀式中搭配這些寶石時，使用的蠟燭顏色：紫色。

紫水晶、鋰雲母石、舒俱萊石

｜土星｜

土星寶石對接地、集中精神、保護、淨化和好運很有用。在儀式中搭配這些寶石時，使用的蠟燭顏色：灰色、褐色。

明礬石、阿帕契之淚、煤、赤鐵礦、褐色碧玉、黑玉、黑曜石、縞瑪瑙、鹽、蛇紋石、黑碧璽

｜海王星｜

紫水晶、天青石、鋰雲母石、珍珠母、綠松石

｜冥王星｜

紫鋰輝石、尖晶石、黑髮晶

附註：我與其他的作者、魔法師一樣，也是剛開始使用天王星、海王星和冥王星的能量，古人在魔法中尚未了解這三個星球。現在跟它們有關的魔法資訊很有限，而且每個人的看法相差很大。未來，會有更多寶石可以得到確認，是受到哪些星球的影響。在此同時，我試著列出受到海王星和冥王星主宰的寶石清單（有些寶石跟其他的星球共同主宰）。

元素主宰

地元素

地元素的寶石，對於提升安詳、接地和集中能量、繁殖力、金錢、生意興旺、穩定、園藝和農業很有用。搭配這些寶石的蠟燭顏色是綠色。

綠瑪瑙、苔紋瑪瑙、明礬石、綠方解石、貓眼石、綠玉髓、煤、翡翠、褐色碧玉、綠色碧玉、黑玉、紫鋰輝石、孔雀石、橄欖石、翠綠橄欖石、鹽、石筍、鐘乳石、黑碧璽、綠碧璽、綠松石

風元素

風是溝通、旅行和智識的元素。搭配這些寶石的蠟燭顏色是黃色。

東陵石、斑點碧玉、雲母石、浮石、榍石

火元素

火元素的寶石用在保護、防禦魔法、魔法能量、體力、意志力（例如想節食的意志力）和淨化。搭配這些寶石的蠟燭顏色是紅色。

條紋瑪瑙、黑瑪瑙、褐瑪瑙、紅瑪瑙、琥珀、阿帕契之淚、石綿、血石、紅瑪瑙／紅玉髓、黃水晶、白水晶、鑽石、火石、石榴石、赤鐵礦、紅碧玉、火山岩、黑曜石、縞瑪瑙、煙斗石、紅紋石、紅寶石、肉紅玉髓、纏絲瑪瑙、蛇紋石、尖晶石、硫磺、太陽石、虎眼石、托帕石、紅碧璽、西瓜碧璽、鋯石

水元素

水元素的寶石適用在愛情儀式和療癒、慈悲、和解、友情、淨化、紓壓、安詳、睡眠、夢和通靈。

藍紋瑪瑙、紫水晶、海藍寶石、藍銅礦、綠柱石、藍方解石、粉紅方解石、天青石、玉髓、矽孔雀石、珊瑚、白水晶、晶洞、聖圈石、翠玉、青金石、鋰雲母、月光石、珍珠母、珍珠、藍寶石、透明石膏、方納石、舒俱萊石、藍碧璽、綠碧璽、粉紅碧璽

空元素

這是第五元素，它的寶石通常是來自有機物，即是源自活體生物，或久遠時代死去的動物和植物的化石。它們在魔法應用上有很多種用途，包括長壽和前世回溯。

琥珀、珊瑚、化石、黑玉、珍珠母、木化石

魔法意圖寶石

下列推薦給各種儀式使用的寶石清單（本書未列舉出所有的魔法意圖寶石，請勿僅侷限於列舉出的寶石）。

魔法意圖	可使用的寶石清單
靈魂出體	黑髮晶、蛋白石
美容	琥珀、貓眼石、碧玉、蛋白石、橘色鋯石
生意興旺	血石、孔雀石、綠碧璽、黃鋯石
集中精神	方解石、褐色鋯石、（請參考「接地」魔法意圖）
分娩	晶洞、浮石、肉紅玉髓
勇氣	瑪瑙、紫水晶、海藍寶石、血石、紅瑪瑙／紅玉髓、鑽石、青金石、肉紅玉髓、纏絲瑪瑙、虎眼石、紅碧璽、綠松石
防禦魔法	火山岩、縞瑪瑙、藍寶石
節食	月光石、托帕石
占卜	藍銅礦、火石、赤鐵礦、黑玉、雲母、月光石、黑曜石、虎眼石
夢	紫水晶、藍銅礦
好口才	紅瑪瑙／紅玉髓、天青石、纏絲瑪瑙
友情	綠玉髓、粉紅碧璽、綠松石
賭博	天河石、東陵玉、貓眼石
園藝	瑪瑙、翠玉、孔雀石、褐色鋯石
接地	赤鐵礦、紫鋰輝石、月光石、黑曜石、鹽、黑碧璽
快樂	紫水晶、綠玉髓、黃色鋯石

魔法意圖	可使用的寶石清單
療癒／健康	瑪瑙、琥珀、紫水晶、東陵玉、藍銅礦、血石、方解石、紅瑪瑙／紅玉髓、貓眼石、天青石、綠玉髓、珊瑚、白水晶、鑽石、火石、石榴石、赤鐵礦、聖圈石、翠玉、碧玉、黑玉、青金石、翠綠橄欖石、木化石、藍寶石、方納石、十字石、舒俱萊石、硫磺、太陽石、托帕石、綠松石、紅色鋯石
長壽	瑪瑙、化石、翠玉、木化石
愛情	瑪瑙、亞歷山大石、琥珀、紫水晶、綠柱石、方解石、矽孔雀石、翡翠、翠玉、青金石、鋰雲母、、孔雀石、月光石、橄欖石珍珠、紅紋石、藍寶石、肉紅玉髓、托帕石、粉紅碧璽、綠松石
好運	亞歷山大石、琥珀、阿帕契之淚、東陵玉、玉髓、綠玉髓、十字紋石、黑玉、鋰雲石、橄欖石、蛋白石、珍珠、纏絲瑪瑙、虎眼石、綠松石
魔法力量	血石、白水晶、孔雀石、蛋白石、紅寶石
冥想	晶洞、藍寶石、方納石
精神力量	東陵石、翡翠、螢石、榍石
金錢、財富、興旺、富饒	東陵玉、血石、方解石、貓眼石、綠玉髓、煤、翡翠、翠玉、珍珠母、橄欖石、蛋白石、翠綠橄欖石、紅寶石、鹽、藍寶石、尖晶石、十字石、虎眼石、托帕石、綠碧璽、褐色、綠色、紅色鋯石
防止惡夢	玉髓　黃水晶、聖圈石、黑玉、鋰雲母、紅寶石
安詳	紫水晶、海藍寶石、東陵石、方解石、紅瑪瑙、玉髓、矽孔雀石、珊瑚、鑽石、紫鋰輝石、鋰雲母、孔雀石、黑曜石、紅紋石、薔薇輝石、藍寶石、纏絲瑪瑙、方納石、藍碧璽
體力	綠柱石、方解石、紅紋石、透明石膏、尖晶石、太陽石、虎眼石、紅碧璽、紅鋯石
力氣	瑪瑙、琥珀、綠柱石、血石、鑽石、石榴石
保護	瑪瑙、明礬石、琥珀、阿帕契之淚、石綿、方解石、紅瑪瑙、貓眼石、玉髓、綠玉髓、黃水晶、珊瑚、白水晶、鑽石、翡翠、火石、化石、石榴石、聖圈石、翠玉、碧玉、黑玉、青金石、火山岩、鋰雲母、孔雀石、大理石、雲母、月光石、珍珠母、黑曜石、橄欖石、縞瑪瑙、珍珠、翠綠橄欖石、木化石、浮石、紅寶石、鹽、肉紅玉髓、蛇紋石、十字石、硫磺、太陽石、虎眼石、托帕石、黑碧璽、紅碧璽、綠松石、透明鋯石、紅鋯石

魔法意圖	可使用的寶石清單
通靈	紫水晶、海藍寶石、藍銅礦、綠柱石、黃水晶、白水晶、翡翠、聖圈石、青金石
淨化	海藍寶石、方解石、鹽
和解	鑽石、透明石膏
性精力	紅瑪瑙、太陽石、黃鋯石
睡眠	月光石、翠綠橄欖石、藍碧璽
靈性	方解石、鑽石、鋰雲母、榍石、舒俱萊石
成功	天河石、綠玉髓、大理石
旅行	玉髓、橘色鋯石
智慧	矽孔雀石、珊瑚、翠玉、方納石、舒俱萊石

魔法替代寶石

這個清單是一些魔法替代寶石，當你需要某種寶石但手邊剛好沒有時，就能使用下列的「魔法替代寶石」清單，替代寶石的效果也一樣好，在此推薦一些主要常用的寶石。

主要寶石	替代寶石
天河石	東陵石
海藍寶石	綠柱石、翡翠
東陵石	天河石
綠柱石	海藍寶石、翡翠
紅瑪瑙	珊瑚、紅碧玉、肉紅玉髓
貓眼石	虎眼石
矽孔雀石	綠松石
黃水晶	托帕石
珊瑚	紅瑪瑙、紅碧玉
十字紋石	十字石
鑽石	赫克美爾鑽石、白水晶、鋯石

主要寶石	替代寶石
翡翠	海藍寶石、綠柱石、綠碧璽、翠綠橄欖石
石榴石	紅碧璽、紅寶石
翠玉	綠碧玉、綠碧璽
綠碧玉	翠玉
紅碧玉	紅瑪瑙
黑玉	黑曜石
紫鋰輝石	粉紅碧璽
青金石	方納石
月光石	珍珠母
橄欖石	綠碧璽、翠綠橄欖石
珍珠	月光石、珍珠母
翠綠橄欖石	綠碧璽、橄欖石
紅寶石	石榴石、紅碧璽
藍寶石	紫水晶、藍碧璽、藍鋯石
肉紅玉髓	紅瑪瑙
方納石	青金石
十字石	十字紋石
舒俱萊石	青金石
太陽石	紅瑪瑙
虎眼石	貓眼石
托帕石	黃水晶、黃碧璽
藍碧璽	藍鋯石
綠碧璽	橄欖石、翠綠橄欖石
紅碧璽	石榴石、紅寶石
綠松石	矽孔雀石

附註：白水晶和蛋白石都可以透過你的觀想，賦予它任何一種寶石的魔法屬性。

誕生石

我盡量避免在本書內文中提到這部分，是因為市面上已經有很多書籍為每一個星座列出了好幾種寶石，而且，大家對「正確」的誕生石意見不一，很少有大家都贊同的意見。

雖然這不是古代的魔法傳統，在現代卻是眾所皆知，若不在書中探討或簡短的提到它們，這本書就不算完整，因此我才寫出下列的清單。

跟所有的魔法象徵物一樣，這些對應的寶石也只是建議。每一種星座對應的通常都是根據該星球主宰的寶石。如果你決定要配戴某種寶石，因為它跟你的太陽星座有關，記住，你這麼做，**只是**因為你想讓這寶石的影響力進入你的生活中。

星座	誕生石	星座	誕生石
牡羊座	血石 石榴石 紅寶石	天秤座	綠玉髓 青金石 綠松石
金牛座	翡翠 翠玉 青金石	天蠍座	紫鋰輝石 尖晶石 黑髮晶
雙子座	瑪瑙 東陵石	射手座	紫水晶 舒俱萊石
巨蟹座	綠柱石 月光石 藍寶石	摩羯座	阿帕契之淚 赤鐵礦 縞瑪瑙
獅子座	琥珀 紅瑪瑙 鑽石 托帕石	水瓶座	海藍寶石 化石 黑玉
處女石	瑪瑙 東陵石	雙魚座	紫水晶 舒俱萊石

★ 參考資料 ★

雖然我們可以在我們周圍找到石頭，但許多更不尋常的石頭可能很難獲得。

正如我在第 6 章中所概述的，石頭可以在當地的岩石和寶石廠購買商店。許多自然歷史博物館也出售石頭標本。

此外，還有許多可靠的郵購來源。

最新的可以在最新版本中找到願意通過郵件銷售石頭的供應商列表的《寶石珠寶藝術家雜誌》其中列出了銷售的經銷商——有販售十字石、化石、貓眼石、電氣石和許多其他石頭和礦物。

雖然不是以魔法為導向，但該雜誌也包含關於民間傳說和石頭考古學以及美麗的全彩照片。 他們的地址是：

Lapidary Journal Jewelry Artist Archives
P.O. Box 56288
Boulder, CO 80323-6288
1-800-676-4336
www.lapidaryjournal.com（原著網址）
https://www.interweave.com/product-category/jewelry/jewelry-magazines/jewelry-magazines-lapidary-journal-jewelry-artist/

Boji Inc. 是他們命名為 Boji 的神秘物體的原始來源石頭，並提供最優質的標本。

Boji Inc.
4682 Shaw Blvd.
Westminster, CO 80030
www.bojistones.com

Isis，也被稱為 Isis Books，是在丹佛一個完整的神秘用品商店和書店。他們選擇的水晶和寶石種類繁多。

Isis
5701 E. Colfax Ave.
Denver, CO 80220
1-800-808-0867
www.isisbooks.com

Uma Silbey，非常成功的作者，著有《完整的水晶指南和凝視水晶球》一書，提供精選的水晶和寶石首飾。

Lost Mountain
P.O. Box 429
Fairfax, CA 94978
www.coolstones.com

Eye of the Cat 有魔法用品，包括水晶和寶石。

Eye of the Cat
3314 E. Broadway
Long Beach, CA 90803
(562) 438-3569
www.eyeofthecat.com

The Crystal Cave 是最古老、最完善的宗教和大洛杉磯地區的形而上學供應商店。他們庫存石英水晶和許多不尋常的石頭，包括隕石。

The Crystal Cave
415 West Foothill Blvd.
Claremont, CA 91711

★ 詞彙解釋 ★

空元素（Akasha）：第五元素，這是無所不在、遍及宇宙的靈能力量。它跟外太空、內在空間、隱而不現和生命本源力量有關。請參考關於「**元素**」的詞彙。

護身符（Amulet）：一種被賦予法力能排斥能量的物件；一種保護性的東西，通常會配戴或隨身攜帶。請參考「**幸運符**」詞彙。

靈魂出體（Astral projection）：一種讓意識脫離肉體，能自由行動的行為。

凸圓形寶石（Cabochon）：一種單面切割和打磨過的寶石，呈現圓形、蛋形或正方形，另一面是「粗糙原始」的底部。凸圓形寶石通常用在珠寶飾品上。

輸入能量（Chargc）：以魔法的方式輸入能量，通常是用觀想的方式將力量導入某個物件或某個場所。

變光石（Chatoyancy）：在許多寶石中都能找到這種特性，寶石本身會展現出變動的、發出閃光或發出乳白色光的屬性。虎眼石、貓眼石、月光石、太陽石和很多其他的寶石都會顯示這種現象。

深層意識（Deep consciousness）：請參考「**通靈意識**」一詞。

占卜（Divination）：這種法術是藉著觀察雲層、水晶球、反光寶石、塔羅牌、火焰、擺錘（請參考「**擺錘**」詞彙解釋）和煙幕中隨機出現的圖樣或象徵符號，來發現未知的事物。占卜法是透過儀式和觀察或操控工具的訣竅，誘使表意識變得茫然出神，讓你能跟自己的通靈意識取得聯繫。可以輕易跟通靈意識溝通的人，不需要使用這些占卜法術，不過他們想使用也可以。

合金（Electrum）：這是混合數種金屬的產物，例如金銀合金。通常很少有天然形成的合金，但合金已有久遠的魔法歷史了。

元素（Elements）：地、水、火、風，這四大基本元素是構建宇宙的基塊，現存的一切事物（或是可能存在的事物）都含有一或兩種以上的元素能量。這四大元素也大量存在於物質界和我們的體內，可以透過使用魔法使其產生變化。請參考「**空元素**」。

邪惡之眼（Evil eye）：據說看一眼就能對他人產生巨大的傷害。請參考「**精神攻擊**」。

女祭司（High priestess）：威卡教的女性施法者，在宗教中也具有很高的地位，需要通過多項考試並接受（通常是這樣）三個入會儀式的考驗。

夏威夷智者卡胡納（Kahuna）：早期的夏威夷薩滿，具有哲學、科學和魔法三種體系的知識，集專家、魔法師和祭司於一身。

魔法（Magic）：一種激發、導引和釋放能量以達到目的的技藝。這種技藝是使用少有人知的自然力量，來產生所需要的改變。

魔法師（Magician）：使用魔法的人。

藥袋（Medicine bag）：請參考「**魔法袋**」。

冥想（Meditation）：反省、深思、內觀。修行者花一段安靜的時間，可能是思索某個特定的想法或象徵符號，或允許某些念頭／象徵圖像不請自來。

擺錘（Pendulum）：一種占卜的工具，使用一條繩線懸掛一小塊重物，例如白水晶、植物根部或戒指。手握著那條繩線，讓垂掛在下面的物品自行擺動，手肘穩定的靠在某個平坦的地方，同時詢問某個問題。這塊重物自行擺動的方向會決定答案是什麼。這種工具能聯繫通靈覺性（請參考「**通靈意識**」詞彙）。

五角星圖（Pentagram）：五個尖角的星星，想像其中一個尖角朝上，代表五種感官、五種元素（請參考「**元素**」詞彙）、手、人體。據說這是從古巴比倫時代流傳至今，現在仍有人繼續使用這種保護性的符號。現代人經常把它視為威卡教（請參考「**威卡教**」詞彙）。

魔法袋：薩滿（請參考「**薩滿**」詞彙）的法力來源，一種布製或動物皮製的袋子，裡面存放白水晶、寶石、巫師鼓、撥浪鼓和其他的法器。

投射性能量（Projective energy）：這種能量有電能、前進動力和主動的力量。投射性能量是防禦性的。請參考「**吸納性能量**」。

慣用手（Projective hand）：一般慣用右手的人，右手就是慣用手。對左撇子來說，就是左手。透過這隻手能將能量從體內傳送出去。請參考「**吸納性手**」。

精神攻擊（Psychic attack）：藉著導引負能量傳送和傷害指定的人。一種「邪惡魔法」或「咀咒」。現在這種事情就算有也很罕見。

通靈意識（Psychic mind）：我們從潛意識或深層意識中收到通靈的意念。我們睡覺、作夢、冥想、占卜時，通靈意識會開始運作，體驗到直覺的或不請自來的通靈意識。

通靈（Psychism）：有意識的自主通靈的行為。

吸納性能量（Receptive energy）：投射性能量的相反；有磁性、鎮定、吸引的能量，通常用在冥想、提升愛情、平靜和安寧感。

吸納性手（Receptive hand）：慣用右手的人，左手就是吸納性手；左撇子剛好相反。我們能透過吸納性手將能量吸收到體內。請參考「**慣用手**」。

輪迴轉世（Reincarnation）：重生的法則，不斷以人類的形態重複轉世的現象，能讓無性別、無年歲的靈魂進化。

盧恩文（Runes）：像細枝形的字母，古代字母的遺跡。這些象形文字符號被雕刻或繪畫到石塊上，用來預測未來的趨勢。這些盧恩文也被用在影像魔法中，長久以來被認為具有法力。

性功能障礙（Sexual dysfunction）：無法從事性行為、無法持久或無法享受兩人之間的性活動。性無能和性冷感是兩種類型的性功能障礙。

薩滿（Shaman）：某個能獲得其他次元空間和地球知識的男人或女人，通常是透過某種意識心境的轉換方式。這個知識讓薩滿能透過魔法來改變這個世界。以前曾被戲稱為「藥師」或「巫醫」，後來因為薩滿擁有傳統療法、心理知識和魔法知識，再度成為值得信賴和受敬重的人。

巫術（Shamanism）：這是薩滿使用的方法，通常是透過儀式或是大自然中的魔法，有時候是以宗教的形式。

咒術（Spell）：一種魔法儀式，通常是大自然中的非宗教儀式，經常會伴隨一些唸誦的語言。

條紋（Striations）：細緻的溝槽或條紋，在紫鋰輝石這類寶石中能找到。

護身法寶／幸運符（Talisman）：輸入了魔法能量的物件，用它來為配戴者吸引特定的力量或法力。請參考「**護身符**」。

觀想（Visualization）：在心中形成畫面的過程。要施展魔法時，在心中創造所需的魔法目標的影像，用它來導引能產生改變的能量。

威卡教（Wicca）：一種源自巫術的現代靈性異教信仰，在早期是表現出把大自然當成神祉的化身來禮拜。其中一個特徵是把宇宙能量、一切生命的終極本源當成天神和女神般敬拜。

女巫魔法／巫術（Witchcraft）：通常是指民俗魔法，為了改善施法者生活的實用又世俗的咒術。女巫魔法和威卡教二詞經常被交替使用，容易讓人混淆。很多自稱「女巫」的人並不是威卡教信徒，只是施展魔法的人或魔法師而已。

陰／陽（Yin／Yang）：這是兩極的能量。陰陽兩極的觀念是一種看待宇宙能量的系統。「陰」對應吸納性能量，「陽」對應投射性能量。

★ 參考書目 ★

為了使本書盡可能完整，我列出參考書目。

我寫下了關於寶石的實驗和經驗；並詢問友善的寶石工匠、石油地質師和商店老闆；詢問我的巫術和魔法朋友；並且花了很多天瀏覽閱讀書架上的書籍和雜誌，以補充我正在編寫的第一手信息。

下面列出的書籍和雜誌文章適合任何想深入研究寶石和魔法奧秘的人。

祝你閱讀愉快！

Adams, Evangeline. *Astrology for Everyone*. Philadelphia: Blakiston,1931.

This work, one of the earliest popular books on astrology inthe current age, contains some conflicting but interesting informationon birthstones.

Agrippa, Henry Cornelius. *The Philosophy of Natural Magic*.
Antwerp, 1531. Reprint. Secaucus, N.J.: University Books,1974.

Agrippa's classic work contains information on magical usesof stones as well as their planetary correspondences.

"Aima.' *Perfumes, Candles, Seals, and Incense*. Los Angeles:
Foibles, 1975.

This book contains a fine chapter on the magical uses of preciousstones.

Alderman, Clifford Lindsey. *Symbols of Magic*: Amulets and Talismans.
New York: Julian Messner, 1977.

Contains interesting information, mostly gleaned from standardsources, regarding stones.

Banis, Victor. *Charms, Spells and Curses for the Millions*. Los Angeles: Sherbourne Press, 1970.

Stone lore from a variety of sources is scattered throughout thisbook. (I always ignore the "curses.")

Bannerman-Phillips, E. Ivy A. *Amulets and Birthstones: Their AstrologicalSignificance*. Los Angeles: Llewellyn, 1950.

A comprehensive collection of gemstone magic and lore drawnfrom all ages.

Barrett, Francis. *The Magus, or Celestial Intelligencer*. London,1801. Reprint. New York: University Books, 1967.

Barrett repeats much of Agrippa' s information regarding stones,but also includes information relating stones to the elements.

Beckwith, Martha. *Hawaiian Mythology*. Honolulu: UniversityPress of Hawaii, 1940. Reprint. Honolulu: University Pressof Hawaii, 1979.

Information regarding the mystic uses and symbolism ofstones in ancient Hawaii is included in this exhaustive study.

Best, Michael R., and Frank H. Brightman, eds. *The Book of Secretsof AIbertus Magmus of the Virtues of Herbs, Stones and CertainBeasts*. London: Oxford University Press, 1973.

A literate, intelligible translation of the pseudo-Albertus Magnusmanuscripts, a collection of which was first published in Englisharound 1550. Magical information regarding stones in thisbook is somewhat quaint, but useable information can be found,and it's good to think that, if nothing else, it's over four hundredyears old.

Bowness, Charles. *The Witch's Gospel*. London: Robert Hale, 1979.
Magical information regarding jet.

Budge, E. A. Wallis. *Amulets and Talismans*. New Hyde Park,N.Y.: University Books, 1968.

Perhaps the classic work regarding magical objects, Budge' s bookhas had a profound impact on contemporary authors. It is a goodsurvey of ancient stone magic. This work, together with Kunz' s and,perhaps Fernie' s, contains as much magical stone information asmost of the rest of the books listed here put together.

Cirlot, J. E. *A Dictionary of Symbols*. New York: PhilosophicalLibrary, 1962.

The symbolism of fossils, meteorites, iron, gold, and so on iscovered here, with hints at magical applications.

Clifford, Terry. *Cures*. New York: Macmillan, 1980.

This lively look at ancient and modern folk medicine includesa few references to gemstones and crystals.

Coffin, Tristram P., and Hennig Cohen, eds. *Folklore in America*. Garden City, N.Y.: Anchor, 1970.

Iron and ring information.

Crow, W. B. *Precious Stones: Their Occult Power and Hidden Significance*.
London: Aquarian Press, 1970.

Some interesting information regarding attribution of stonesto the planets and the deities is included.

Daniels, Cora Linn, ed. *Encyclopedia of Superstitions, Folkloreand the Occult Sciences of the World*. 3 vols. Detroit: Gale ResearchCo., 1971.

The chapter named "The Mineral Kingdom" is a fine collectionof stone magic and lore.

de Lys, Claudia. *A Treasury of American Superstitions*. New York: Philosophical Library, 1948.

A short chaper titled "Eyes of the Gods" concerns gemstonemagic.

Eichler, Lillian. *The Customs of Mankind*. Garden City, N.Y.:Doubleday, 1924.

Information regarding the magical associations of iron.

Eliade, Mircea. *Images and Symbols: Studies in Religious Symbolism*.New York: Sheed & Ward, 1961.

Myths and ritual uses of coral.

Elkin, A. P. *The Australian Aborigines*. New York: Doubleday,1964.

Information relating to Aboriginal uses of quartz crystals.

Evans, Joan. *Magical Jewels of the Middle Ages and the Renaissance*.1922. Reprint. New York: Dover, 1976.

A scholarly examination of magical lapidaries from ancienttimes through the eighteenth century. Interesting, but many passagesare in Latin, Greek, and French, and even archaic Spanish.

Fernie, William T. *The Occult and Curative Powers of PreciousStones*. 1907. Reprint. New York: Harper & Row, 1973.

Another basic book. Though the information is poorly organized,dozens of stones are thoroughly covered. Much of Fernie's information is culled from medieval and Renaissance manuscriptsand so is unavailable elsewhere, except perhaps in Kunz's book.

Fielding, William J. *Strange Superstitions and Magical Practices*.
New York: Blakiston, 1943.

Fielding's sensationally titled book contains an excellent chapterconcerning gemstone magic and folk rituals.

Frazer, James. *The Golden Bough: A Study in Magic and Religion*.
New York: Macmillan, 1956.

Ritual uses of stones are included in this work.

Ghosn, M. T. *Origin of Birthstones and Stone Legends*. Lomita,
Calif.: Inglewood Lapidary, 1984.

I picked up this book at a rock show. It's a fine collection of
gemstone magic and lore.

Giles, Carl H., and Barbara Ann Williams. *Bewitching Jewelry: Jewelry of the Black Art*. Cranbury, N.J.: A. S. Barnes, 1976.

This curious book contains a chapter concerning occult jewelry,
in general, and a short list of gemstones with their magicalqualities.

Gleadow, Rupert. *The Origin of the Zodiac*. New York:
Atheneum, 1968.

Includes a chapter on astrological birthstones, collating severaldifferent systems.

Gregor, Arthur S. *Amulets, Talismans and Fetishes*. New York:
Scribner's, 1975.
A book written for "young readers," this work includes much informationon the magic of stones used as amulets and talismans.

Hand, Wayland, Anna Cassetta, and Sondra B. Theiderman,eds. *Popular Beliefs and Superstitions: A Compendium of AmericanFolklore*. 3 vols. Boston: G. K. Hall, 1981.
This monumental collection includes many references to folkbeliefs, rituals and spells involving gemstones, "rocks," and jewelry.

Harner, Michael. *The Way of the Shaman*. New York: Harper &Row, 1980.
Mr. Harner's introduction to shamanism contains some quartzcrystal information.

Harvey, Anne. *Jewels*. New York: Putnam's, 1981.
A charming, beautifully illustrated book relating gemstonelegends and lore.

Hayes, Carolyn H. *Pergemin: Perfumes, Incenses, Colors, Birthstones,Their Occult Properties and Uses*. Chicago: Aries Press,1937.
This pamphlet contains an excellent chapter on the magicaluses of stones and, only briefly, addresses birthstones.

Hodges, Doris M. *Healing Stones*. Perry: Pyramid Publishers ofIowa, 1961.
This book contains short chapters on sixteen gemstones, surveyingtheir

mythological and magical backgrounds.

Isaacs, Thelma. *Gemstones, Crystals and Healing*. Black Mountain,N.C.: Lorien House, nd.

A fine book on stone magic, with an emphasis on their healingproperties.

Kapoor, Gouri Shanker. *Gems and Astrology: A Guide to Health,Happiness and Prosperity*. New Delhi, India: Ranjan Publications, 1985.

A contemporary survey of ancient and modern Indian gemstonemagic, with an emphasis on astrology and healing.

Kenyon, Theda. *Witches Still Live*. New York: Ives Washburn,1929.

This delightful collection of folklore and magic contains asmattering of stone lore.

Krythe, Maymie. *All About the Months*. New York: Harper &Row, 1966.

This fascinating compendium of calendar lore contains articlesconcerning birthstones.

Kunz, George Frederick. *The Curious Lore of Precious Stones*.

Philadelphia: Lippincott, 1913, 1941. Reprint. New York:Dover, 1977.

Another classic work, Kunz' s book is a primary source for studentsand practitioners of gemstone magic. Its information isdrawn from dozens of ancient books and manuscripts. (Kunzite,by the way, was named in honor of Mr. Kunz.)

Kunz, George Frederick. *Rings for the Finger*. 1917. Reprint.New York: Dover, 1973.

An in-depth investigation of rings throughout history. Twochapters discuss magical and healing rings.

Lame Deer, John [Fire], and Richard Erdoes. *Lame Deer,Seeker of Visions.* New York: Quokka, 1978.

Discussions of the symbolism of pipestone among the Sioux.

Leach, Maria, ed. *Standard Dictionary of Folklore, Mythology andLegend*. New York: Funk & Wagnalls, 1972.

This excellent dictionary contains many articles regarding stonelore and magic.

Leland, Charles Godfrey. *Etruscan Magic and Occult Remedies*.
New Hyde Park, N.Y.: University Books, 1963.

Lead divination is discussed in this fascinating work.

Masse, Henri. *Persian Beliefs and Customs*. New Haven: Human
Relations Area Files, 1954.

Magic concerning rocks and stones is included in this curiouslycompre-hensive volume.

Maple, Eric. *Superstition: Are You Superstitious*? Cranbury, N.J.:A. S. Barnes, 1972.

A bit of stone magic.

Mella, Dorothee L. *Stone Power: The Legendary and Practical Useof Gems and Stones*. Albuquerque, N. Mex.: Domel, 1976.

One of the earliest books that spurred the current wave of interestin gemstone magic, Mella's work is a fine introduction. A revisededition of this book is now available, as is *Stone Power II*.

Paulsen, Kathryn. *The Complete Book of Magic and Witchcraft*.
New York: Signet, 1971.

Another fine compendium of extracts from various ancient writings,this work contains numerous stones and their magical uses.

Pavitt, William. *The Book of Talismans, Amulets and Zodiacal Gems*. 1914. Reprint. No. Hollywood: Wilshire, 1970.

(Though "William Pavitt" is given as the author's name on thespine and front cover of this book, the actual authors seem to beWilliam Thomas and Kate Pavitt.) This book contains a goodsection on gemstones.

Pearl, Richard M. *How to Know the Minerals and Rocks*. NewYork: McGraw-Hill, 1955.

A nonmagical work describing 125 gems, minerals, and rocks.

Pliny the Elder [Caius Plinius Secundus]. *Natural History*.Cambridge: Harvard University Press, 1956.

This monumental work culls much of the stone magic thatwas in use in Rome around the first century C.E. It is heavilyquoted in other books. Although Pliny was a skeptic, he dulyrecorded many of the old magical beliefs.

Randolph, Vance. *Ozark Superstitions*. New York: CambridgeUniversity Press, 1947.

Ring and jewelry beliefs of the peoples living in the Ozarks.

Raphael, Katrina. *Crystal Enlightenment: The Transforming Propertiesof Crystals and Healing Stones Vol. 1*. New York: AuroraPress, 1985.

One of the "new" books on stone healing, this work containsmuch information that is workable and coherent. Some of it is "channelled."

Raphael, Katrina. *Crystal Healing: The Therapeutic Application ofCrystals and Stones Vol. 2*. New York: Aurora Press, 1987.

More of the same, again "channelled." Interesting reading butmuch of it seems a bit far-fetched to me. A portion of this bookis involved with some fascinating methods of laying stones directlyon the body to activate the chakras. (By the way, you cansafely ignore the references to volumes in the title. There is novolume one of this book, nor a volume two of the above.)

Richardson, Wally, Jenny Richardson, and Lenora Huett.*Spiritual Value of Gemstones*. Marina del Rey, Calif.: Devorss,1980.

This work, another "channelled" book, contains some excellentinformation regarding stones, although marred by unintentionalsexist terminology.

Schmidt, Phillip. *Superstition and Magic*. Westminster, Md.:Newman Press, 1963.

This book, written by a Jesuit, contains some excellent informationon gemstone magic, if you overlook the author's obviousdistaste for the subject.

"Seleneicthon." *Applied Magic*. Hialeah, Fla.: Mi-World, n.d.Planetary attributions of stones.

Shah, Sayed Idries. *The Secret Lore of Magic*. New York: Citadel,1970.

Planetary information relating to gemstones is contained inthis collection of ancient magical grimoires.

Sharon, Douglas. *Wizard of the Four Winds: A Shaman's Story*.New York: Free Press, 1978.

Uses of quartz crystals and shaped stones among contemporaryPeruvian shamans.

Silbey, Uma. *The Complete Crystal Guidebook*. New York: BantamBooks, 1987.

One of the best works on quartz crystal work ever published.Direct, complete, useable information is presented, unhinderedby "mystic revelations" and quasi-historical information regardingAtlantis, etc. Many exercises and rituals guide the reader intodiscovering the powers of crystals. A must book!

Simpson, Jacqueline. *Folklore of Sussex*. London: B. T. Batsford,1973.

Holey stones are discussed in this work.

Smith, Michael G. *Crystal Power*. St. Paul, Minn.: LiewellynPublications, 1984.

A variety of applications of quartz crystals are included in thisinteresting book.

Stein, Diane. *The Women's Spirituality Book*. St. Paul, Minn.:Llewellyn Publications, 1987.

A chapter on quartz crystals and other stones is an excellentintroduction to stone magic.

Thomson, H. A. *Legends of Gems: Strange Beliefs Which the AstrologicalBirthstones Have Collected Through the Ages*. Los Angeles:

Graphic Press, 1937.

An interesting early compilation of traditional stone magic,with an emphasis on birthstones.

Thompson, C. J. S. *The Mysteries and Secrets of Magic*. NewYork: Olympia Press, 1972.

This book contains chapters titled "Magical Rings" and "Magicin Jewels," both filled with excellent, ancient information.

Toor, Frances. *A Treasury of Mexican Folkways*. New York:Crown, 1973.

A short section discusses Mexican shaman's many uses of quartz crystals.

Underhill, Ruth. *The Papago Indians of Arizona*. A publicationof the Branch of Education, Bureau of Indian Affairs, Departmentof the Interior, n.d.

This pamphlet, probably printed in the 1940s, contains Papagoshamans' use of quartz crystals.

Uyldert, Mellie. *The Magic of Precious Stones*.Wellingborough,England: Turnstone Press, 1981.

A fair collection of gemstone lore and magic. Consideringthat this work has been translated from Dutch, it is surprisinglyeasy to read, though perhaps not to understand.

Verrill, A. Hyatt. *Minerals, Metals and Gems*. New York: Grossett& Dunlap, 1939.

A nonmagical introduction to the mineral world.

Villiers, Elizabeth. *The Book of Charms*. London, 1927. Reprint.New York: Simon & Schuster, 1973.

In this modern, revised edition, the chapter titled "Stones, Jewelsand Beads" contains a fine sampling of magical information.

Walker, Barbara. *The Woman's Encyclopedia of Myths and Mysteries*. New York: Harper & Row, 1983.

Stones and metals related to the deities and the planets.

Wright, Elbee. *Book of Legendary Spells*. Minneapolis, Minn.:Marlar Publishing, 1974.

This book contains an alphabetical listing of gemstones andtheir magical properties.

Publications Consulted

Archaeology

A Pagan Renaissance

Circle Network News

Lapidary Journal Jewelry Artist Archives

National Geographic

The Los Angeles Times

The San Diego Union

★ 中英對照表 ★

A	
英文	中文
Aesculapius	醫神——埃斯丘勒匹厄斯
Aetites	艾提特石
Akasha	空元素
Alexandrite	亞歷山大石／變色石／紫
Alum	明礬石
Amazonite	天河石
Amber	琥珀
Ancient sand dollars	古代的沙石幣
Andalusite	紅柱石
Antimony	銻
Apache Tear	阿帕契之淚
Aquamarine	藍晶或海藍寶石
Asbestos	石綿
Attunement	調頻／調整振動頻率
Aventurine	東陵石
Azurite	藍銅礦／石青

B	
英文	中文
Banded agate	條紋瑪瑙
Beryl	綠柱石
Bloodstone	血石
Blue lace agate	藍紋瑪瑙

Blue Ridge Mountains	藍嶺山脈
Boji Stone	百吉石

C	
英文	中文
Calcite	方解石
Carnelian	紅瑪瑙
Cat's-eye	貓眼石
Celestite	天青石
Ceres	穀神——席瑞絲
Chalcedony	玉髓
Chatoyancy	變光寶石
Chrysoberyl	金綠玉
Chrysocolla	矽孔雀石
Chrysolite	貴橄欖石／俗名
Chrysolithus	黃綠寶石／橄欖石別名
Chrysoprase	綠玉髓
Citrine	黃水晶
Cobaltian calcite	含鈷方解石
Coral	珊瑚
Cordyline terminalis	朱蕉
Cross stone	十字紋石
Crystal Quartz	白水晶
Cybele	自然女神——西芭莉

D	
英文	中文
Danburite	賽黃晶
Dr. Dee	狄博士
Draconites	龍石

E	
英文	中文
Echites	艾奇特石
Electrum	合金／金銀合金
Eleusinian mysteries	厄琉息斯祕儀

F	
英文	中文
Fluorite	螢石

G	
英文	中文
Garnet	石榴石
Geode	晶洞
Gerald Gardner	傑拉德・加德納
Giambattista della Porta	吉安巴蒂斯塔・德拉・波爾塔（文藝復興時期）

H	
英文	中文
Heaiu	「黑奧」夏威夷神廟
Hei tiki	護符玉
Heliotrope	香水草
Hematite	赤鐵礦
Herkimer diamond	赫克美爾鑽石
Hiddenite	希登石
Holey stones	聖圈石
Hypochondria	疑心病

I	
英文	中文
Image magic	圖像魔法／影像魔法
Inertia	倦怠

J	
英文	中文
Jade	翠玉

K	
英文	中文
Kahuna	夏威夷智者——卡胡納
Ki/Ti	夏威夷的植物／朱蕉或稱鐵樹

Kukailimoku	戰神——庫卡利摩庫
Kunzite	紫鋰輝石
Kyanite	藍晶石

L	
英文	中文
Lakshmi	印度教吉祥天女
Lapis lazuli	青金石
Lava	火山岩
Layouts	「陣法」
Lepidolite	鋰雲母石
Lodestone	天然磁石
Lumahai	魯馬海（夏威夷語）

M	
英文	中文
Maat	埃及女神——瑪特
Major arcana	大阿爾克那塔羅牌
Malachite	孔雀石
Marble	大理石
Marduk	戰神馬爾杜克
Mica	雲母石
Moonstone	月光石
Morganite	摩爾根玉

Moss agate	苔紋瑪瑙
Mother-of-Pearl	珍珠母

N	
英文	中文
Nuit	埃及女神——努特

O	
英文	中文
Obsidian	黑曜石
Olivine	橄欖石
Onyx	縞瑪瑙
Opal	蛋白石

P	
英文	中文
Pala Indian Reservation	帕拉印地安人保留
Patchouly	廣藿香
Pele	夏威夷火山女神——佩樂
Peridot	翠綠橄欖石
Petrified Wood	木化石
Pipestone	煙斗石
Power bag	魔法袋

Pseudo-Albertus Magnus	哲學家／神學家——艾爾伯圖斯·麥格努斯
Psychic awareness	通靈感應力／通靈覺性
Psychic impulses	通靈的意念
Pumice	浮石
Pyrite	黃鐵礦

R

英文	中文
Rhodocrosite	紅紋石／菱錳礦
Rhodonite	薔薇輝石
Rider-Waite deck	萊德偉特塔羅牌
Rockhounds	礦石採集獵人
Rose quartz	粉紅水晶
Ruby	紅寶石
Rune stones	盧恩文石
Rutilated quartz	金髮晶

S

英文	中文
Sapphire	藍寶石
Sard	肉紅玉髓
Sardonyx	纏絲瑪瑙
Selene	賽琳娜／月亮女神

Selenite	透明石膏
Serpentine	蛇紋石
Shamanism	巫術／薩滿教
Shamash	太陽神沙馬什
Smoky quartz	煙水晶
Sodalite	方納石
Sphene	榍石
Spinel	尖晶石
Stalactites	鐘乳石
Stalagmites	石筍
Star ruby	星光紅寶石
Staurolite	十字石
Staurotide	交叉石
Stone Scrying	凝視寶石占卜法
Sugilite	舒俱萊石
Sulfur	硫磺石
Sunstone	太陽石

T	
英文	**中文**
Tezcatlipoca	特斯卡特利波卡／煙霧鏡之一
The Great Mother	偉大的母神
Tiger's-eye	虎眼石
Titanite	鈦石

Tonka	零陵香
Topaz	托帕石
Tourmalated quartz	黑髮晶
Tourmaline	碧璽
Turquoise	綠松石

U

英文	中文
Ulexite	硼鈉鈣石／電視石

V

英文	中文
Vanadinite	釩鉛石
Vishnu	印度教主神毗濕奴

Y

英文	中文
Yucatan	猶加敦半島

Z

英文	中文
Zircon	鋯石

國家圖書館出版品預行編目(CIP)資料

顯化心願的寶石魔法：康寧罕大師用水晶、礦石、金屬的魔法力量讓你達到目標,體驗美好的轉變／史考特・康寧罕(Scott Cunningham)著; 舒靈翻譯. -- 初版. -- 新北市：大樹林出版社，2022.09
面； 公分. --（療癒之光；04）
譯自：Cunningham's encyclopedia of crystal, gem & metal magic
ISBN 978-626-96312-0-9（平裝）

1.CST：另類療法 2.CST：水晶 3.CST：寶石

418.99 111010399

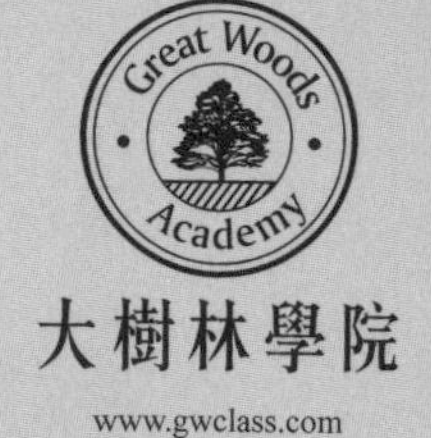

療癒之光04

顯化心願的寶石魔法

康寧罕大師用水晶、礦石、金屬的魔法力量讓你達到目標，體驗美好的轉變

Cunningham's Encyclopedia of Crystal, Gem & Metal Magic

作　　者／史考特・康寧罕（Scott Cunningham）
翻　　譯／舒靈
主　　編／黃懿慧
特約編輯／楊心怡
校　　對／邱月亭
封面設計／Ancy Pi
排　　版／菩薩蠻數位文化有限公司
出 版 者／大樹林出版社
營業地址／23357 新北市中和區中山路2段530號6樓之1
通訊地址／23586 新北市中和區中正路872號6樓之2
電　　話／(02) 2222-7270・傳真／(02) 2222-1270
E-mail／notime.chung@msa.hinet.net
官　　網／www.gwclass.com
Facebook／www.facebook.com/bigtreebook
發 行 人／彭文富
劃撥帳號／18746459　　戶名／大樹林出版社
總 經 銷／知遠文化事業有限公司
地　　址／222 深坑區北深路三段155 巷25 號5 樓
電　　話／02-2664-8800　　傳　　真／02-2664-8801
初　　版／2022年09月

大樹林出版社—官網

大樹林学苑—微信

課程與商品諮詢

大樹林學院 — LINE

定價／450 元　港幣／150 元　ISBN／978-626-96312-0-9